Die KRÄUTER APOTHEKE für unsere Organe

Arnold Achmüller

Die KRÄUTER APOTHEKE für unsere Organe

Wie Heilpflanzen unsere Gesundheit stärken

Servus

»Wissen über Pflanzen ist kein Relikt von gestern, sondern eine Ressource für morgen.«

Arnold Achmüller

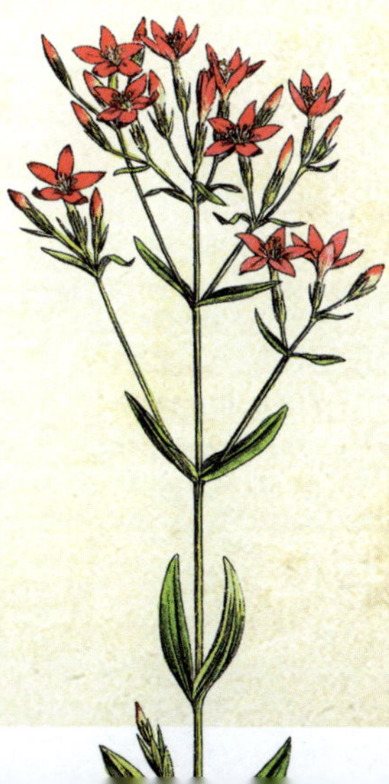

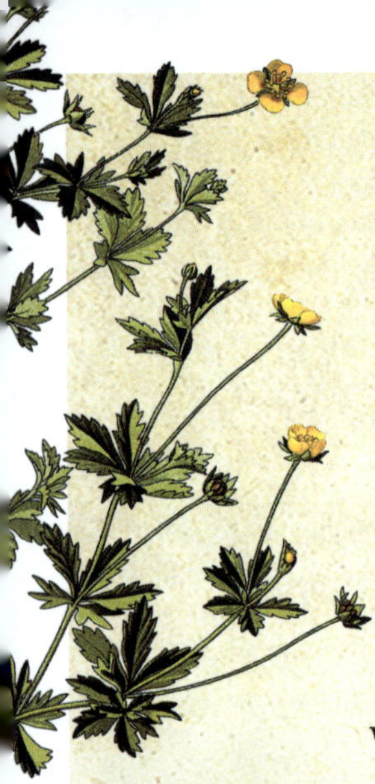
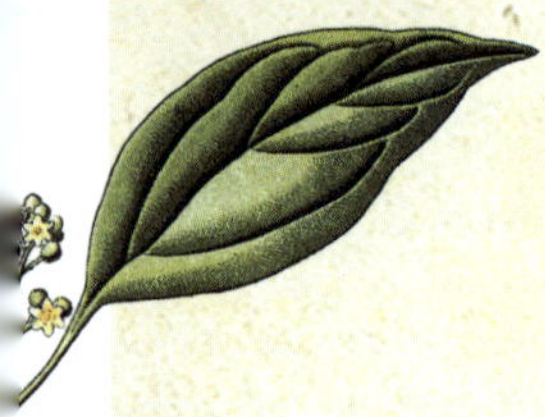
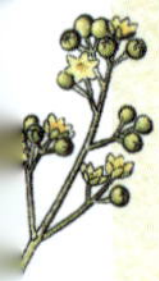

Unsere Organe und Körpersysteme

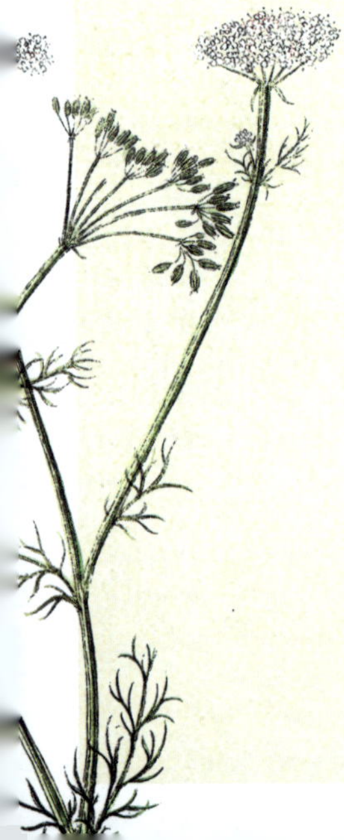

INHALT

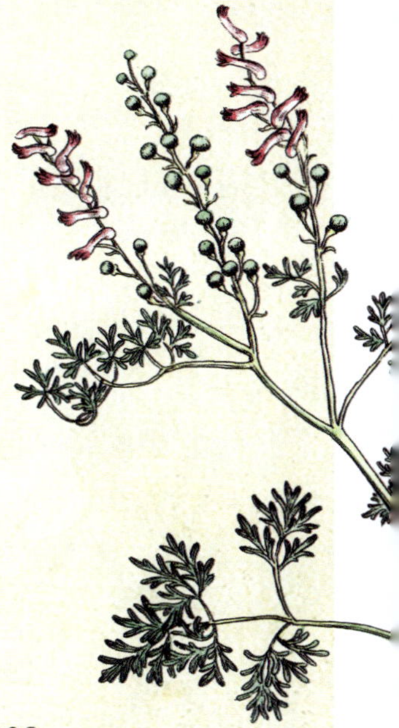

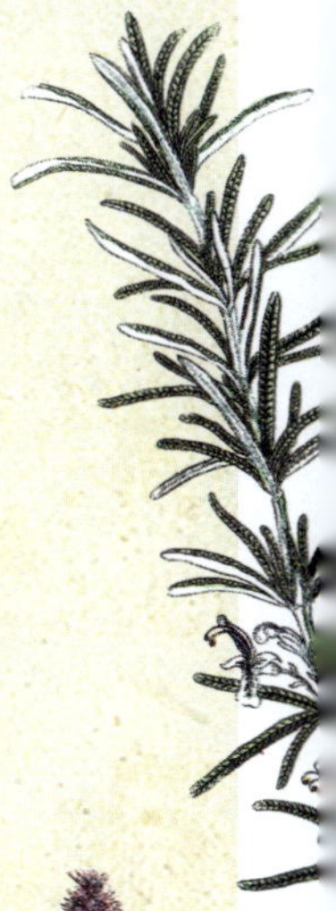

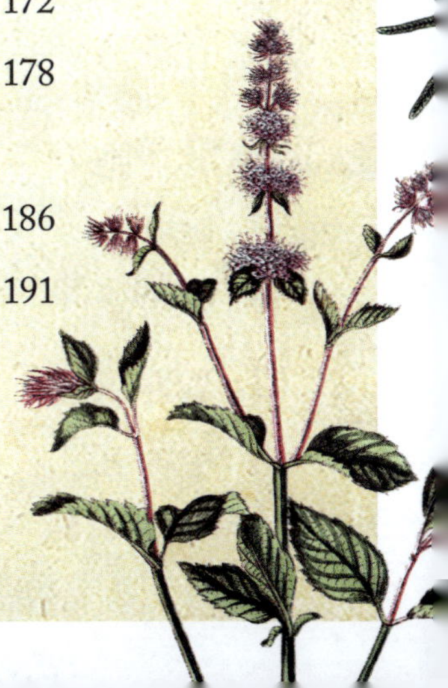

Pflanzen zählen zu den ältesten Heilmitteln der Menschheit. Lange bevor es Ärzte und Ärztinnen, Apotheker und Apothekerinnen gab, sammelten Menschen Blätter, Wurzeln und Blüten, bereiteten daraus Umschläge und Pasten und lernten durch Erfahrung, welche Pflanzen dem Körper guttun. Dieses Wissen, über Generationen weitergegeben, hat sich in erstaunlicher Tiefe bis heute erhalten – ein Schatz, der nicht nur naturkundlich, sondern auch kulturell von unschätzbarem Wert ist. Ein Stück dieser Tradition lebt bis heute im Arzneikeller unserer Apotheke weiter: Zwischen den alten Apothekengläsern reihen sich hunderte Gefäße aneinander, beschriftet mit *Rosmarinus*, *Angelica*, *Sanicula*, *Gentiana* oder *Althaea*. Sie erinnern daran, dass die Wurzeln der Pharmazie und Medizin tief im Pflanzenreich liegen.

Die moderne Forschung bestätigt inzwischen vieles, was die Volksmedizin seit Jahrhunderten beobachtet hat: Bitterstoffe regen die Verdauung an, Gerbstoffe wirken entzündungshemmend, ätherische Öle beruhigen, beleben oder lösen Verschleimungen. Doch Heilpflanzen sind weit mehr als die Summe ihrer Inhaltsstoffe. Sie greifen in komplexe Regelkreise ein, stimulieren mehrere Organe gleichzeitig und fördern die Selbstregulation des Körpers. Darin liegt ihr besonderer Reiz – und auch der Unterschied zur chemisch-synthetischen Medizin, die meist auf ein einzelnes Organ oder Symptom zielt.

In einer Zeit, in der viele Menschen wieder nach natürlichen Wegen suchen, um ihre Gesundheit zu stärken und den Körper als Ganzes zu verstehen, erlebt die Pflanzenheilkunde eine neue Blüte. Sie verbindet jahrhundertealtes Erfahrungswissen mit moderner Forschung und eröffnet einen Zugang, der Körper, Geist und Umwelt gleichermaßen berücksichtigt. Heilpflanzen erinnern uns daran, dass Heilung nicht nur eine biochemische, sondern auch eine kulturelle und emotionale Dimension hat. Schon die Zubereitung eines Tees kann entspannend wirken, die Sinne ansprechen und Wohlbefinden schaffen – lange bevor die Wirkstoffe ihre physiologische Wirkung entfalten.

Dieses Buch möchte die Pflanzenheilkunde in dieser Ganzheit zeigen und zugleich Struktur und Orientierung bieten. Denn so vielfältig wie die Pflanzen selbst sind auch ihre Wirkungsweisen und Anwendungsgebiete. Die Einteilung folgt daher den menschlichen Organen und Körpersystemen – von den Atemwegen über Herz und Kreislauf bis hin zu Darm, Nerven und Haut. Auf diese Weise lassen sich Zusammenhänge besser verstehen, und es fällt leichter, jene Pflanzen zu finden, die bestimmte Funktionen unterstützen oder Beschwerden lindern können.

Heilpflanzen können akute Beschwerden lindern und leisten zugleich einen wertvollen Beitrag zur Prophylaxe. Doch nicht gegen jedes Leiden ist ein Kraut gewachsen. Ihre Stärke liegt vor allem bei leichten bis mittelschweren Beschwerden, während chronische oder schwere Erkrankungen immer zumindest ärztliche Begleitung erfordern. Am wirksamsten entfalten Heilpflanzen ihre Kraft, wenn sie Teil eines ganzheitlichen Lebensstils sind – mit ausgewogener Ernährung, regelmäßiger Bewegung und ausreichend Ruhe.

Eine Brücke zwischen alter Überlieferung und moderner Wissenschaft zu schlagen, ist das Anliegen dieses Buches. Es möchte zeigen: Heilpflanzen sind kein Relikt vergangener Zeiten, sondern ein lebendiger Bestandteil unserer Gegenwart. Zwischen Großmutters Hausmitteln und pharmakologischer Forschung liegt kein Widerspruch, sondern ein Kontinuum. Die Volksmedizin liefert wertvolle Hinweise, und die Wissenschaft prüft, vertieft und bestätigt diese mitunter. So entsteht ein Wissen, das aus Erfahrung gewachsen und durch Forschung untermauert ist.

Arnold Achmüller

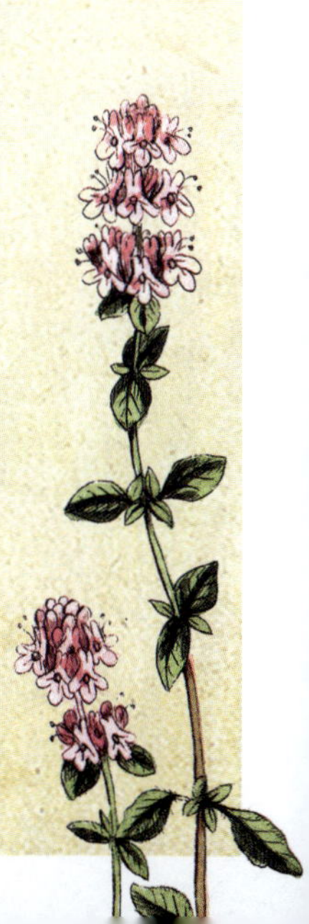

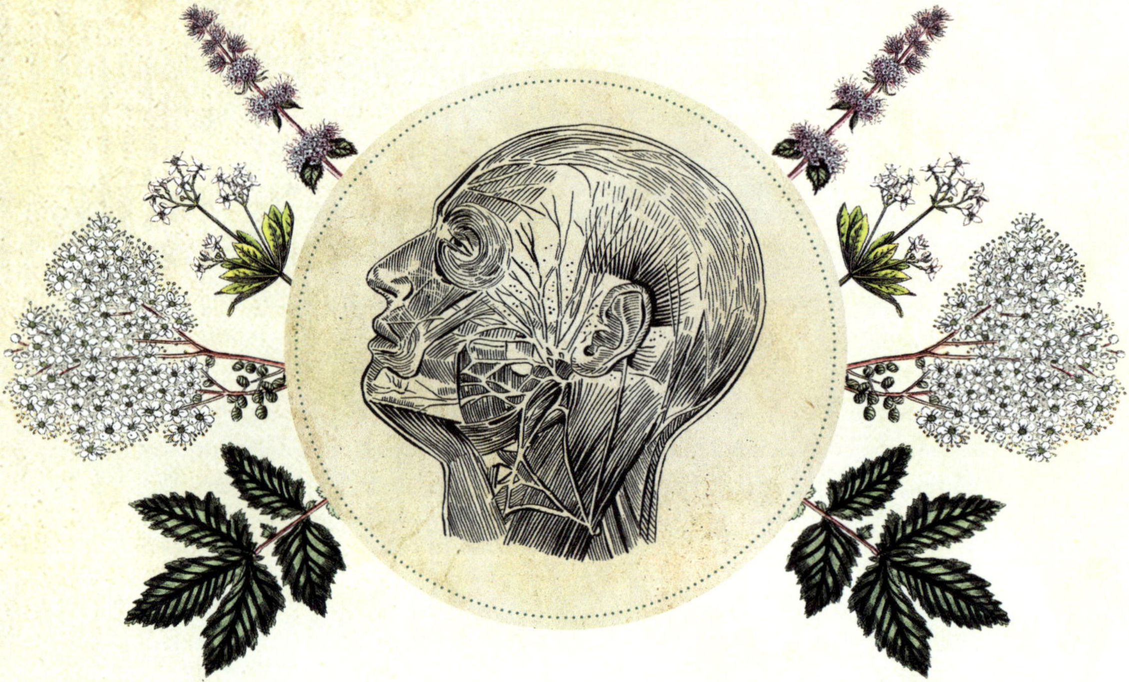

Der Kopf und seine Pflanzen

Kopfschmerzen können einem den Tag vermiesen. Aber es gibt es eine Vielzahl an Hausmittelchen, die dabei helfen können, dass der Sturm rasch vorüberzieht.

Halte die Füße warm, den Kopf stets kalt, dann wirst du hundert Jahre alt.« Dieser alte Volksspruch mag überspitzt klingen, hat aber einen wahren Kern. Mit »kalt« ist hier kein Frieren gemeint, sondern vielmehr ein kühler, ausgeglichener Kopf. Denn gute Vorsorge beginnt oft bei den kleinen Dingen und betrifft nicht zuletzt den Kopf: Mit ihm hören, sehen, riechen, schmecken und sprechen wir. Er ist unser Zentrum für Wahrnehmung, Orientierung und geistiges Wohlbefinden – meist beginnt genau hier unser Kontakt zur Welt.

Augen, Ohren, Nase, Mund und Haut sammeln unaufhörlich Eindrücke, filtern Reize und liefern dem Gehirn in jeder Sekunde neue Informationen. Der Kopf verknüpft all diese Sinneseindrücke mit Gedanken, Erinnerungen und Emotionen. Er entscheidet, wie wir reagieren, fühlen und denken. Doch genau diese ständige Aktivität fordert ihren Tribut: Stress, Schlafmangel, Reizüberflutung oder hormonelle Veränderungen belasten den Kopf unmittelbar. Wer nicht zur Ruhe kommt, spürt das oft als dumpfen Druck hinter den Schläfen, als Nackenschmerz oder Migräne. Auch der Kiefer reagiert sensibel auf innere Anspannung: Viele pressen unbewusst die Zähne zusammen oder knirschen nachts – die Kaumuskulatur steht dabei unter Dauerspannung und kann Kopf- und Nackenschmerzen, einen verspannten Kiefer, Schmerzen beim Kauen oder empfindliche Zähne nach sich ziehen.

Heute wissen wir, wie wichtig bewusste Pausen, ausreichend Schlaf, genügend Bewegung und ein regelmäßiger Tagesrhythmus sind, um zur Ruhe zu kommen und Spannungen im Kopfbereich vorzubeugen. Manche Beschwerden lassen sich auf einen Mangel an Regeneration zurückführen: Wer sich über den Tag hinweg keine Zeit zum Durchatmen nimmt, riskiert, dass sich Spannungen festsetzen. Bewegung an der frischen Luft kann ebenfalls dabei helfen, Kopfschmerzen vorzubeugen. Ein Spaziergang steigert die Sauerstoffversorgung im Gehirn, regt die Durchblutung an und kann Denkblockaden lösen. Auch der Einfluss von Licht ist nicht zu unterschätzen, da es den Biorhythmus stabilisiert, die Serotoninproduktion ankurbelt und so die Stimmung hebt und die Konzentration verbessert.

Ebenso wichtig ist eine ausreichende Flüssigkeitszufuhr, am besten in Form von Wasser oder ungesüßten Kräutertees. Auch Pflanzen können wohltuend begleiten und den Körper dabei unterstützen, wieder ins Gleichgewicht zu finden. Früher griff man bei Kopfschmerzen zu kühlenden Umschlägen mit rohen Kartoffelscheiben oder zu Kohlblättern, die mit dem Nudelholz gequetscht und auf die Schläfen gelegt wurden. Die Kartoffelscheiben sollten schmerzstillend wirken, die Kohlblätter kühlen und die Durchblutung fördern – Anwendungen, die auch heute noch sinnvoll sein können. Pfefferminze wird traditionell bei Spannungskopfschmerzen eingesetzt, das ätherische Öl wirkt kühlend und schmerzstillend. Bei migräneartigen Beschwerden kann Mutterkraut Linderung verschaffen.

Waldmeister
Galium odoratum

Waldmeister zählt zu jenen Pflanzen, die leicht übersehen werden: zart, bodennah und mit kleinen, unscheinbaren Blüten. Doch in ihm steckt überraschend viel Kraft. Erst beim Welken entfaltet das Kraut seinen typischen süßlich-heuartigen Duft, verursacht durch Cumarine, die sich dabei aus ihren gebundenen Vorstufen lösen.
In der Volksheilkunde wird Waldmeister traditionell bei Kopfschmerzen als Umschlag auf den Schläfen und bei Schlafstörungen als Tee eingesetzt. Seine Wirkung gilt als ausgleichend und nervenstärkend. In ersten Studien zeigten sich zudem zellschützende und entzündungshemmende Eigenschaften. Zur innerlichen Anwendung empfiehlt sich eine kurzfristige Nutzung: nur einige Tage 1 Tasse Tee pro Tag, jeweils mit etwa 1 g getrocknetem Kraut. Denn in höherer Dosierung kann Cumarin paradoxerweise selbst Kopfschmerzen auslösen.

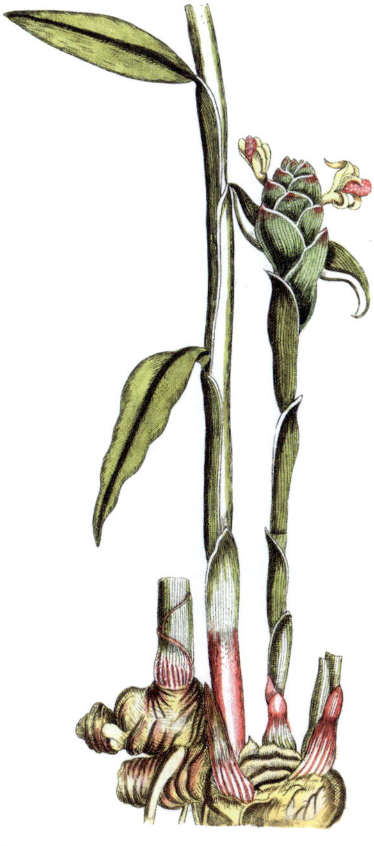

Ingwer
Zingiber officinale

Die im Ingwer enthaltenen ätherischen Öle und Scharfstoffe sorgen dafür, dass Kopfschmerzen etwas gelindert werden können und Übelkeit nachlässt. Mehrere Studien zeigen, dass Ingwer innerlich eingenommen (roh, als Tee oder Pulver) Migräneattacken lindern kann. Für Tee 0,5–1 g Ingwer pro Tasse Wasser verwenden, die Wurzel kurz aufkochen.

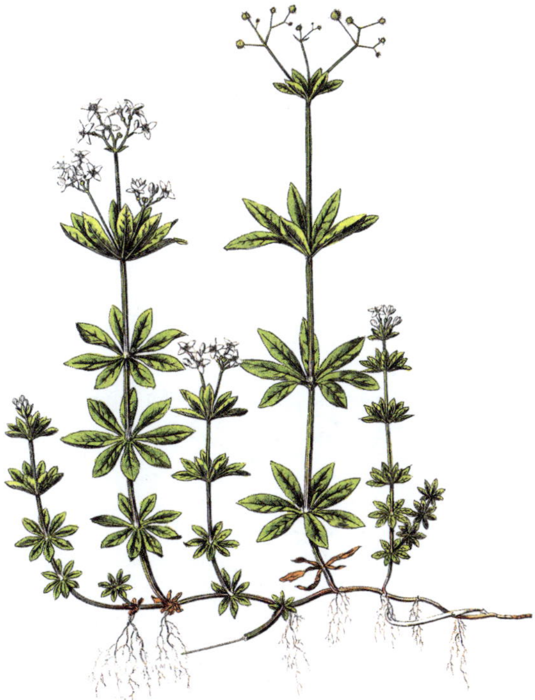

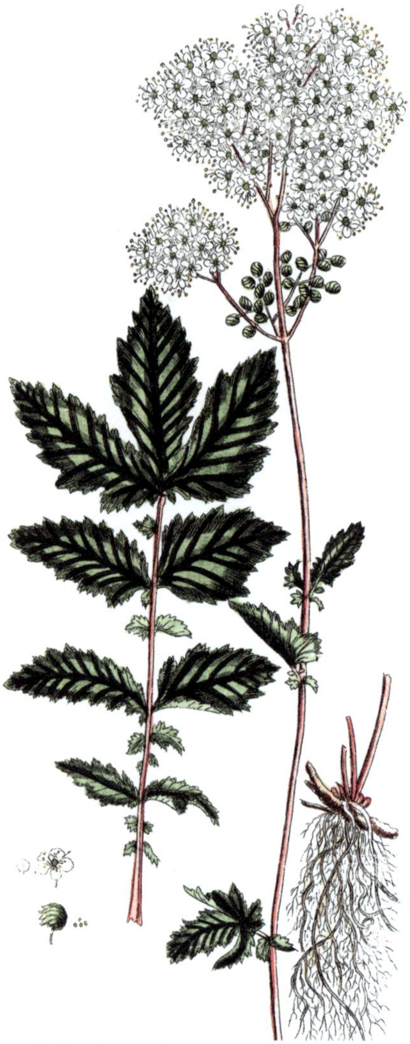

Mädesüß
Filipendula ulmaria

Mädesüß enthält Salicylate: leicht schmerzstillende Stoffe, deren Abwandlungen auch in modernen Schmerztabletten eingesetzt werden. Für Mädesüßtee 2 TL getrocknete Blüten mit ca. 200 ml Wasser aufgießen, 8–10 Minuten ziehen lassen, 1–3 Tassen täglich in kleinen Schlucken trinken.

Pfefferminze
Mentha × piperita

Pfefferminze kann bei Kopfschmerzen, mentaler Überlastung oder Erschöpfung wohltuend entlasten. Verdünntes Pfefferminzöl, auf den Schläfen aufgetragen, entfaltet ein lang anhaltendes Kältegefühl, das bei Spannungskopfschmerzen lindernd wirkt und für einen klaren Kopf sorgt. Besonders das in der Pfefferminze enthaltene Menthol hemmt die Weiterleitung von Schmerzsignalen und kann so zur Entspannung beitragen. Studien zeigen, dass die Wirkung bei Spannungskopfschmerzen mit der von herkömmlichen Schmerzmitteln wie Paracetamol vergleichbar sein kann. Um diese Wirkung weiß man seit dem 19. Jahrhundert, als Migränestifte aus Menthol zur Applikation an der Schläfe sehr beliebt waren. Wichtig: Pfefferminzöl enthält Menthol und darf bei Säuglingen und Kleinkindern nicht eingesetzt werden.

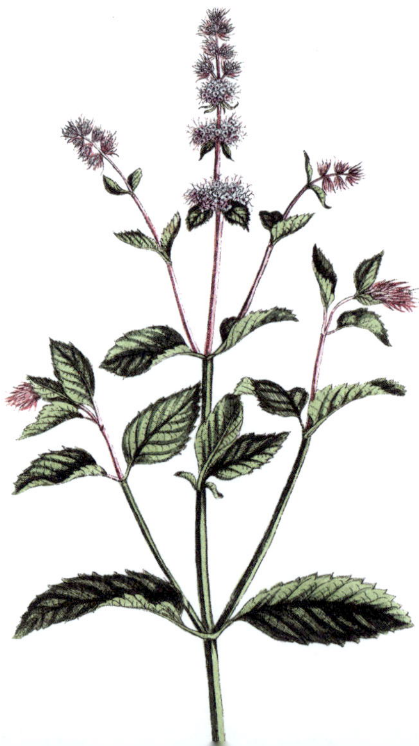

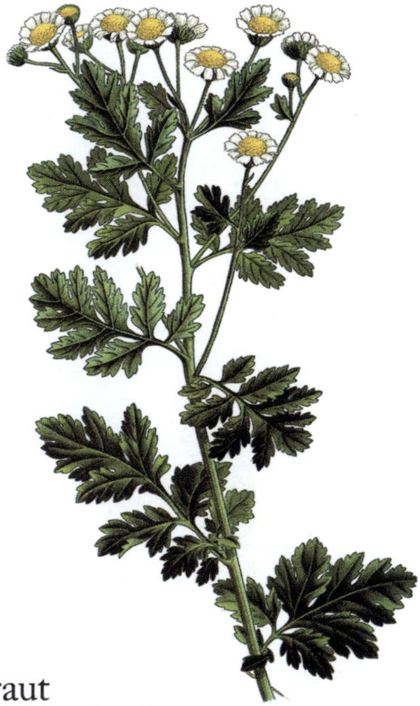

Mutterkraut
Tanacetum parthenium

Mutterkraut ist eine Heilpflanze, die ursprünglich in der Frauenheilkunde verwendet wurde, etwa bei Beschwerden und Erkrankungen der Gebärmutter. Heute steht vor allem ihr potenzieller Nutzen bei Migräne im Mittelpunkt. Die Heilpflanze enthält einen Pflanzenwirkstoff, der die Freisetzung von Serotonin beeinflusst – und somit laut derzeitigem Wissensstand Migräneanfälle vermeiden kann. Einen ähnlichen Ansatz verfolgt man auch bei modernen Migränemedikamenten. Prophylaktisch eingenommen soll die Intensität und die Anzahl der Migräneattacken gesenkt werden können. Begleitsymptome von Migräne wie Übelkeit, Erbrechen oder Schwindel können durch Mutterkraut ebenso gelindert werden. Die empfohlene Tagesdosierung ist im Vergleich zu anderen Heilpflanzen sehr gering – sie liegt zwischen 50 und 100 mg und sollte nicht überschritten werden, da es sonst zu Verdauungsstörungen und Bauchschmerzen kommen kann.

Rezept

Pfefferminzroller bei Kopfschmerzen

Zutaten

1 ml ätherisches Pfefferminzöl
9 ml Alkohol (96 Vol.-%)

Zubereitung

Alkohol in ein Roller-Fläschchen füllen, ätherisches Pfefferminzöl hinzufügen. Nach dem Verschließen gut schütteln.

Anwendung

Bei Spannungskopfschmerzen auf die Schläfen auftragen, dabei stets Abstand zu den Augen halten. Achtung: Nicht für Kinder unter vier Jahren geeignet und nicht in deren Nähe anwenden!

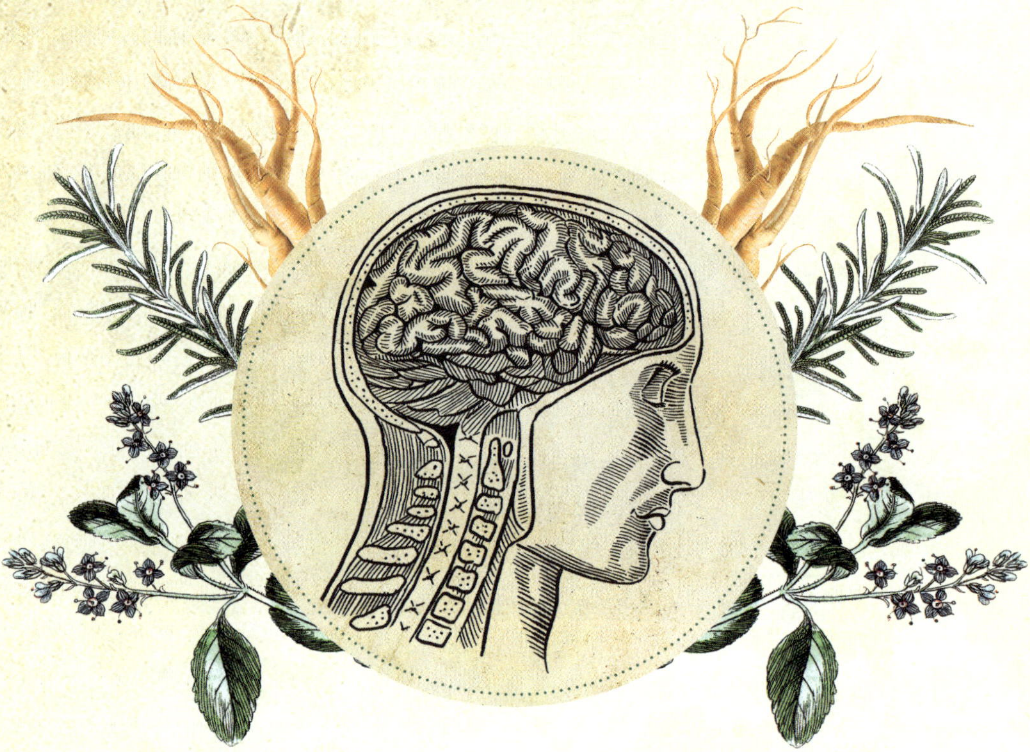

Das Gehirn und seine Pflanzen

Es hat die Größe von zwei geballten Fäusten
und ist so individuell wie ein Fingerabdruck.
Bis ins hohe Alter bleibt unser Gehirn eine Baustelle –
und das sind gute Nachrichten.

Das menschliche Gehirn ist das komplexeste biologische System, das die Natur je hervorgebracht hat. Zwar wiegt das Organ, das mit seinen vielen Windungen und Spalten aussieht wie eine große Walnuss, nur gute eineinhalb Kilo und ist damit im Verhältnis zu unserem Körper relativ klein, dennoch steuern seine rund 100 Milliarden Nervenzellen alle wichtigen Fähigkeiten: was wir wahrnehmen, empfinden, wissen, denken und wie wir uns verhalten. Zudem stellt das Gehirn sicher, dass unsere Organe richtig arbeiten, es nimmt Sinneseindrücke auf, speichert Informationen und ruft sie bei Bedarf wieder ab. Obwohl es nur rund zwei Prozent unserer Körpermasse ausmacht, verbraucht das Gehirn 20 Prozent unserer Energie, weil es ständig mit Sauerstoff und Glucose versorgt werden muss, um seine Leistung erbringen zu können.

Da das Organ zu einem Großteil aus Fett besteht, spielt die Ernährung in Sachen Hirngesundheit eine große Rolle: Zum Brainfood zählen komplexe Kohlenhydrate, Eiweiße, B-Vitamine, Eisen, Magnesium und Zink sowie eine ausreichende Menge an Flüssigkeit – rund zwei Liter Wasser pro Tag sollten es sein. Gute Fette, die in Nüssen und Fisch stecken, fördern die Hirnleistung und können das Risiko beeinflussen, an Demenz oder Alzheimer zu erkranken. Hoch verarbeitete Lebensmittel hingegen wirken sich unter anderem negativ auf das Kurzzeitgedächtnis aus. Eine britische Studie hat unlängst gezeigt, dass falsche Ernährung ganze Hirnregionen schrumpfen und schneller altern lassen kann. Und eine deutschen Studie hat Ähnliches zutage gefördert: Das Gehirn lässt sich durch eine zucker- und fettreiche Ernährung regelrecht umprogrammieren – es fordert dann verstärkt hoch verarbeitete, ungesunde Speisen, während Gesundes eher verschmäht wird.

Was die Wissenschaft mittlerweile auch weiß: Unser Gehirn gleicht zeitlebens einer Baustelle – es verändert sich selbst im Erwachsenenalter noch. Dank seiner ausgeklügelten Synapsenverbindungen kann es ein Leben lang lernen: Neuroplastizität sagt die Wissenschaft dazu. Synapsen sind Verbindungsstellen, an denen Nervenzellen elektrische Signale austauschen. Auf jeder Nervenzelle sitzen zehntausende dieser Synapsen, und die Stärke der Signale, die zwischen den Milliarden Nervenzellen übertragen werden, wird ebenso laufend angepasst wie ihr Aufbau und Abbau. Wenn das Gehirn neue Informationen speichert, wenn es gefordert wird oder lernt, wird die Signalübertragung verstärkt. Diese Plastizität des Gehirns erlaubt es uns, bis ins hohe Alter neue Fähigkeiten zu erlernen. Sie hilft dem Gehirn auch, Schäden zu reparieren, indem benachbarte Hirnregionen Aufgaben übernehmen, wie Studien zu Schlaganfällen gezeigt haben. Wissenschaftler vergleichen das Gehirn mit einem Muskel: Je mehr es gefordert wird, desto leistungsfähiger wird es. Ein Effekt, der sich mit Heilpflanzen wie Ginkgo oder Rosmarin verstärken lässt.

Eintönige Tätigkeiten – wie zum Beispiel viel Medienkonsum –, führen hingegen zu abnehmenden geistigen Fähigkeiten. So zeigt eine aktuelle Metastudie, dass exzessive Smartphone-Nutzung das Volumen an grauer Substanz verringert. Nicht zu unterschätzen sind soziale Kontakte, die helfen, das Gehirn vital zu erhalten: Freundschaften sind mindestens genauso wichtig für ein fittes Hirn wie körperliche und geistige Bewegung.

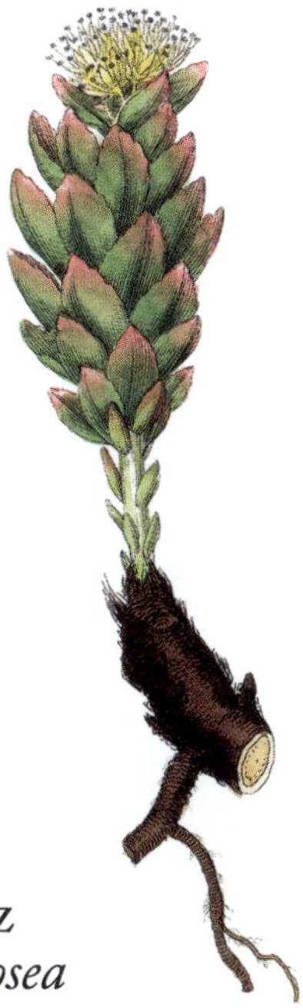

Rosenwurz
Rhodiola rosea

Es waren die Wikinger, die Rosenwurz – die man nicht nur in Nordeuropa, sondern auch in vielen Hochgebirgsregionen des Alpenraums finden kann – als stärkende Heilpflanze benutzt haben sollen. Viele Studien haben Rosenwurz ausgiebig untersucht und legen nahe, dass diese die Reaktionsgeschwindigkeit verbessern und die Konzentration fördern kann. Darüber hinaus gibt es Hinweise auf nervenschützende, angstlösende und antidepressive Effekte. Außerdem soll Rosenwurz eine positive Wirkung auf die kognitive Leistungsfähigkeit haben. Sammeln sollte man die unter Naturschutz stehende Pflanze allerdings nicht, sie ist in Form von Extrakten im Handel erhältlich. Rosenwurz gilt als gut verträglich, da sie aber zu Schlaflosigkeit führen kann, sollte man sie in der ersten Tageshälfte einnehmen.

Walnüsse
Juglans regia

Auf den ersten Blick mag der Rat, Walnüsse seien gut für das Gehirn, wegen ihrer äußeren Ähnlichkeit mit dem Organ wie ein alter Aberglaube der Signaturenlehre wirken. Doch Studien belegen mittlerweile: Walnüsse sind reich an B-Vitaminen, Antioxidantien und entzündungshemmenden Wirkstoffen – eine Kombination, die das Gehirn unterstützen und schützen kann. Aktuelle Forschungen deuten darauf hin, dass Walnüsse schädlichen oxidativen Stress und Entzündungen im Gehirn reduzieren, die bei der Entstehung von Demenz und anderen neurologischen Erkrankungen eine Rolle spielen. Auch wurde festgestellt, dass ein regelmäßiger Konsum von Walnüssen die Gedächtnisleistung, Lernfähigkeit und motorische Funktionen unterstützen kann.

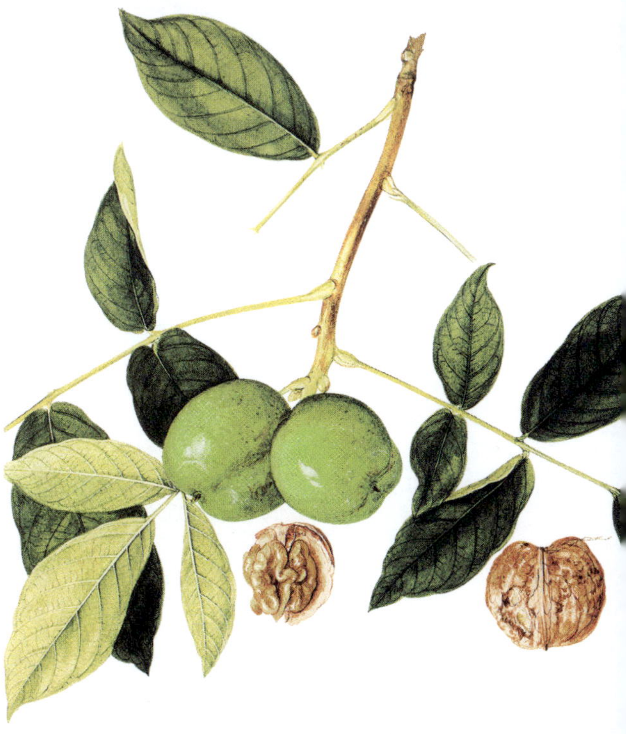

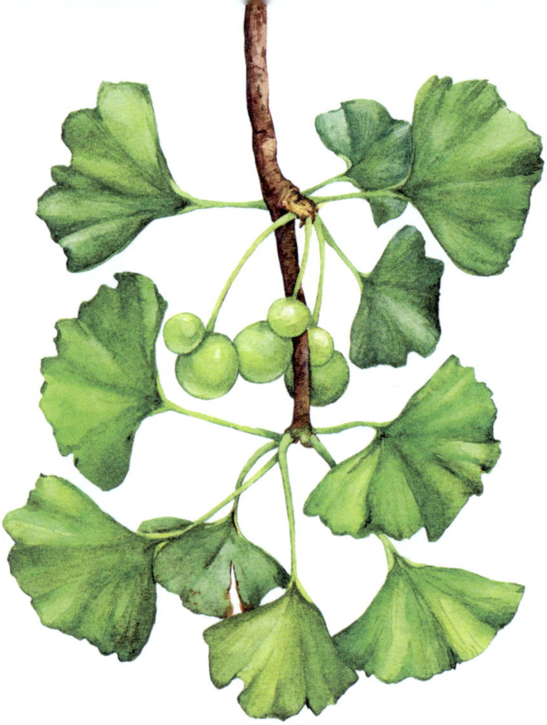

Ginseng
Panax ginseng

In Korea und China hat die Ginsengwurzel eine jahrtausendealte Tradition – dank ihrer Eigenschaften, nachlassende Leistungsfähigkeit und Müdigkeitsanfällen entgegenzuwirken. In klinischen Studien wurde tatsächlich beobachtet: Die Einnahme von Ginseng kann die Konzentrationsfähigkeit, das Reaktionsvermögen und die geistige Leistungsfähigkeit verbessern. Und es gibt Hinweise darauf, dass Ginseng im Gehirn zellschützende Effekte haben könnte. Aktuelle Untersuchungen beschäftigen sich mit der möglichen vorbeugenden Wirkung bei Alzheimer. Ginseng nimmt man am besten in Form standardisierter Präparate ein. Für eine optimale Wirkung ist eine Tagesdosierung von 200–400 mg des Extrakts nötig.

Ginkgo
Ginkgo biloba

Von Ginkgoblättern erzählt man sich, dass Mönche im alten China sie gekaut haben sollen, um ihr Gedächtnis zu stärken; ein Effekt, den aktuelle Studien belegen. Der Extrakt aus Ginkgoblättern fördert die Gefäßerweiterung und hemmt die Verklumpung von Blutplättchen, was die Blutzirkulation und Sauerstoffversorgung im Hirn verbessern und altersbedingten Gedächtnis- und Konzentrationsstörungen vorbeugen kann. Groß angelegte Studien unterstreichen die Wirksamkeit von Ginkgo bei milden bis moderaten Formen von Demenz inklusive einer verbesserten Lebensqualität. Ginkgo sollte man in Form von Extrakten einnehmen. Rohe Blätter und Tees sind nicht geeignet, da dabei nicht die nötige Konzentration erreicht wird.

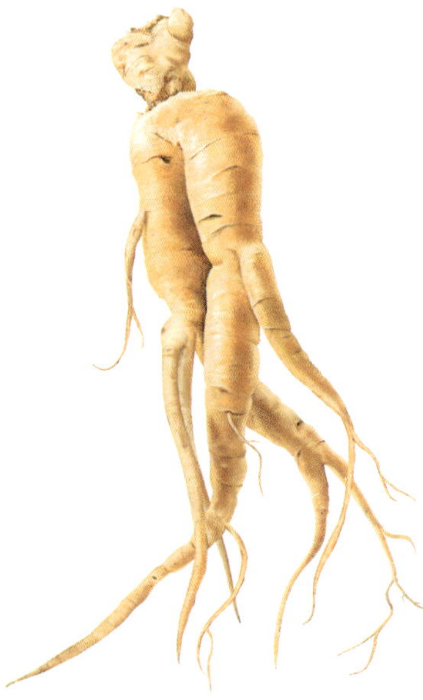

Liebstöckel
Levisticum officinale

Liebstöckel, seit dem Mittelalter Teil vieler Bauern- und Klostergärten, hat nicht nur in der Küche, sondern auch in der Volksmedizin eine lange Tradition als Heilmittel bei Verdauungsbeschwerden und Husten. Die für den typischen aromatischen Geruch verantwortlichen Inhaltsstoffe des Liebstöckels sind die Komponenten des ätherischen Öls und hauptverantwortlich für die Wirkung der Heilpflanze. Tierstudien belegen, dass Liebstöckel schützende Effekte auf die Nervenzellen haben kann und lernfördernde Effekte aufweist, weil seine Inhaltsstoffe die Neubildung von Nervenzellen im Hippocampus stimulieren. Zudem soll es laut Volksmedizin beruhigen und dabei helfen, klar zu denken.

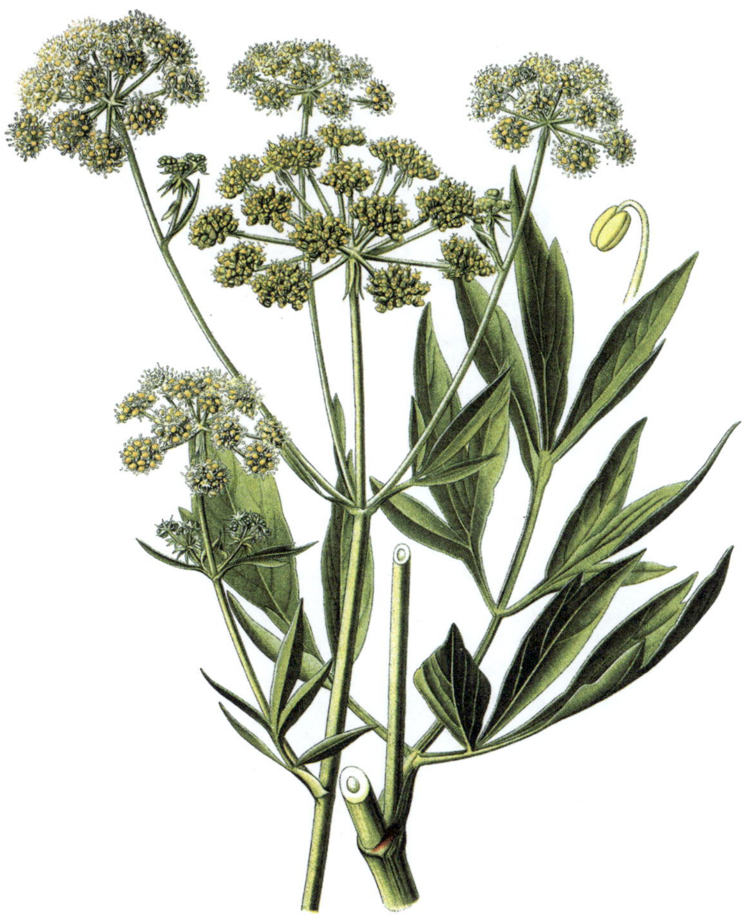

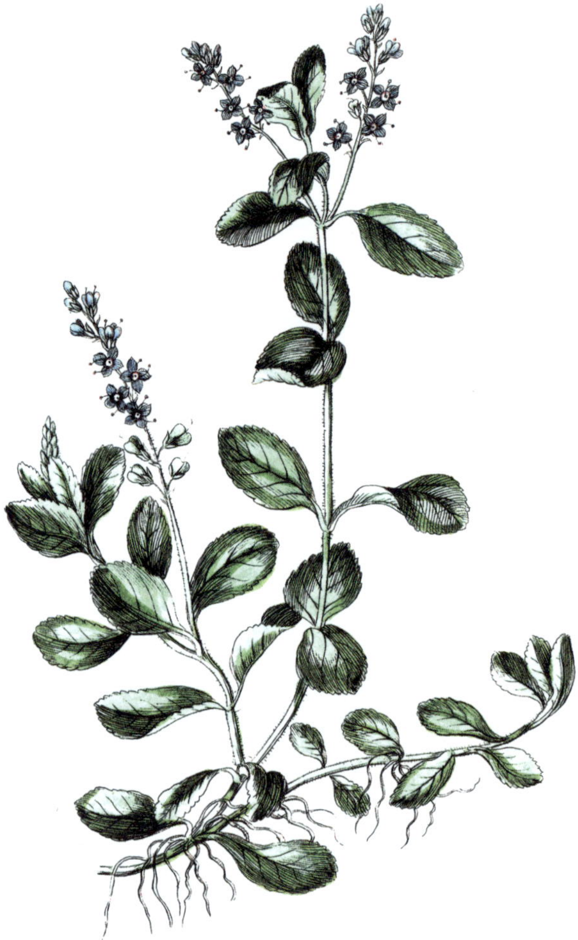

Ehrenpreis
Veronica officinalis

Eine Heilpflanze, der die alpine Volksmedizin nerven- und konzentrationsstärkende Wirkungen zuschreibt. Besonders als Tee bei Nervosität und Gedächtnisschwäche wird der Ehrenpreis immer wieder als sinnvoll beschrieben – und soll zusätzlich die Schlafqualität verbessern können. Volksmedizinisch verwendet man das häufig vorkommende Ehrenpreiskraut darüber hinaus auch in anderen Teemischungen bei Magen- oder Hautproblemen. In der moderneren Kräuterkunde ist die Heilpflanze bisher kaum erforscht. Doch Ehrenpreistee gilt als unbedenklich und ist daher durchaus empfehlenswert. Als Tagesdosierung in der Anwendung als Tee empfiehlt es sich, bis zu 3-mal täglich je 1,5 g getrocknetes Kraut pro Tasse zu verwenden.

Rosmarin
Salvia rosmarinus

Rosmarin regt die Durchblutung des Gehirns an und gilt seit langem als pflanzlicher Wachmacher. Seine ätherischen Öle können die Konzentration fördern, die geistige Wachheit verbessern und dem Gedächtnis auf die Sprünge helfen. Besonders interessant: In Studien zeigte sich, dass der Duft von Rosmarin das prospektive Gedächtnis stärkt, jene Form der Erinnerung, die wir für Alltagsaufgaben und Termine benötigen. Für die innere Anwendung eignet sich ein Tee aus 1 TL Rosmarinblättern pro Tasse, von dem bis zu 3 Tassen täglich getrunken werden können. Allerdings sollte Rosmarin nur kurzfristig innerlich eingenommen werden.

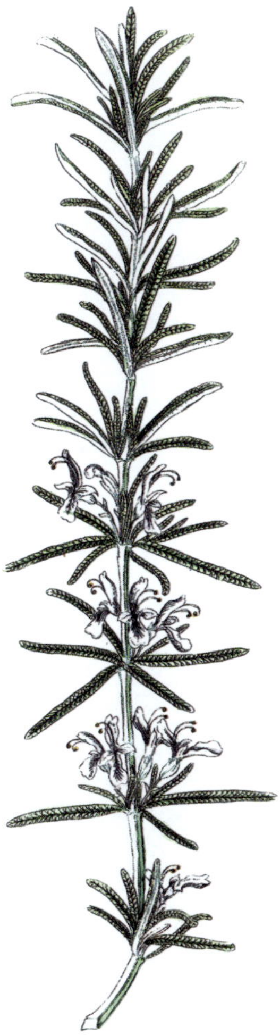

Rezept

Belebender Rosmarinwein

Zutaten

20 g Rosmarinnadeln
1 l Weißwein

Zubereitung

Die getrockneten Rosmarinnadeln mit dem Weißwein übergießen und 1–2 Wochen stehen lassen. In dieser Zeit das Gefäß immer wieder schütteln. Nach spätestens 2 Wochen abfiltrieren. Bei leichten Schwächezuständen oder Konzentrationsproblemen können 2 cl dieses Rosmarinweins getrunken werden. Er ist nicht geeignet für Kinder, Schwangere, Stillende und alkoholkranke Personen!

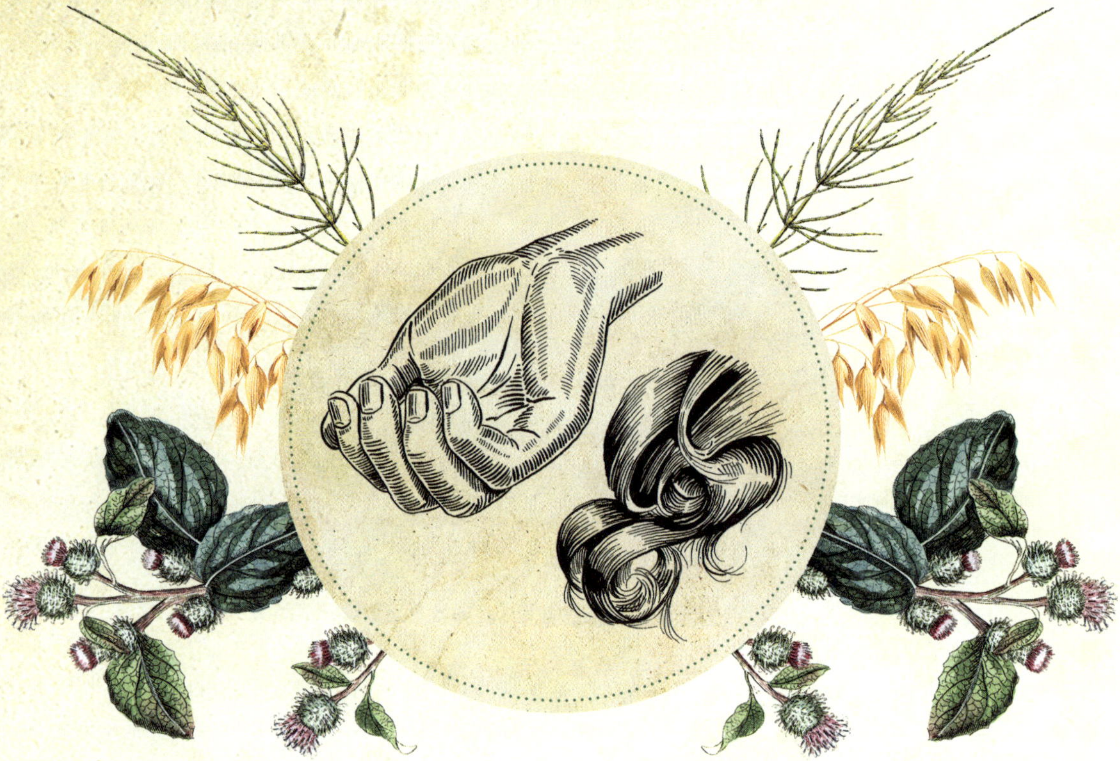

Die Haare & Nägel und ihre Pflanzen

Sie wachsen ein Leben lang und verraten mitunter mehr über unseren Körper, als man vermuten würde: Nägel und Haare verdienen eine Extraportion Pflege – und lassen sich gut mit Hirse oder Ackerschachtelhalm unterstützen.

Auch wenn sie sich äußerlich nicht ähneln, sind Haare und Nägel doch eng verwandt. In der medizinischen Fachsprache heißen beide »Hautanhangsgebilde« – aus gutem Grund, entstehen sie doch aus denselben Zellen wie die menschliche Oberhaut, die Epidermis. Anders als der Rest der menschlichen Haut sind Haare und Nägel jedoch stark verhornte (also abgestorbene) Zellen und bestehen überwiegend aus Keratin, einem widerstandsfähigen Protein, das Festigkeit und Schutz verleiht. Während Haare die Kopfhaut vor UV-Strahlung, Kälte und mechanischen Einflüssen schützen, dienen Nägel vor allem dem Schutz der empfindlichen Finger- und Zehenkuppen sowie der Unterstützung feiner Greifbewegungen.

Erstaunlicherweise wachsen Haare und Nägel ein Leben lang, wenn auch in unterschiedlichem Tempo. Ein Kopfhaar bringt es im Durchschnitt auf rund einen Zentimeter pro Monat. Über die Lebensdauer eines Menschen gerechnet, ergibt das theoretisch eine Gesamtlänge von bis zu zehn Metern. Die Wachstumsphase eines Haares dauert dabei zwei bis sechs Jahre, bevor es in eine Ruhephase übergeht und schließlich ausfällt. Nägel wachsen langsamer: Fingernägel etwa zwei bis drei Millimeter pro Monat, Zehennägel nur rund die Hälfte.

Zahlreiche Faktoren wie Nährstoffversorgung, Stoffwechselaktivität, aber auch Stress, Medikamente und Umweltbelastung beeinflussen Haare und Nägel und spiegeln oft den Gesundheitszustand des Körpers wider: Ein Mangel an Biotin, Zink, Eisen oder Silizium kann zu brüchigen Nägeln, Haarausfall oder glanzlosem Haar führen. Umgekehrt helfen eine ausgewogene Ernährung und eine gute Durchblutung der Kopfhaut, dass die Haare beständig und stabil wachsen.

Stark beeinflusst wird das Haarwachstum übrigens durch hormonelle Veränderungen: Östrogene verlängern die Wachstumsphase der Haare und sorgen für eine dichtere, vollere Haarpracht – daher wirken die Haare in der Schwangerschaft oft kräftiger. Nach der Geburt oder in den Wechseljahren sinkt der Östrogenspiegel deutlich, wodurch viele Haare gleichzeitig in die Ruhephase übergehen und ausfallen. Dieser sogenannte diffuse Haarausfall ist meist vorübergehend. Mit der Zeit und durch eine ausgewogene Nährstoffversorgung ausbalanciert, normalisiert sich das Haarwachstum wieder. Auch Schilddrüsenfunktionsstörungen oder hormonelle Schwankungen durch Stress, die Pille oder den Zyklus können das Haarbild beeinflussen.

Wie gut, dass sich Heilpflanzen zur Pflege und Stärkung einsetzen lassen: Hirse und Ackerschachtelhalm liefern Mineralstoffe, die das Bindegewebe festigen und die Bildung von Keratin unterstützen. Eingerissene Nagelränder profitieren von entzündungshemmender Ringelblume und Kamille – und pflanzliche Öle wie Mandel-, Jojoba- oder Nachtkerzenöl helfen, Nagelhaut und -platte geschmeidig zu halten und Rissen vorzubeugen. Denn auch wenn unsere Hautanhangsgebilde abgestorbene Zellen sind, brauchen sie eine gute Pflege, damit sie ihre Funktionen erfüllen können und gesund aussehen.

Ackerschachtelhalm
Equisetum arvense

Der Ackerschachtelhalm, auch Zinnkraut genannt, zählt zu den mineralstoffreichsten heimischen Heilpflanzen. Seine harten Stängel sind reich an Kieselsäure, mit denen man einst Zinn- und Silbergefäße polierte. Als Heilpflanze verwendet man ihn bei vielfältigen Haut-, Haar- und Nagelproblemen und zur Stärkung des Bindegewebes. Studien bestätigen, dass der Körper die Kieselsäure auch über Teezubereitungen aufnehmen kann. Dazu teilt man die Tagesdosis von ca. 6 g getrocknetem Kraut auf mehrere Tassen pro Tag auf. Bei Nagelpsoriasis zeigte ein Nagellack mit Schachtelhalmextrakt in einer klinischen Studie über 24 Wochen eine deutliche Verbesserung der Symptome. Wichtig: Es besteht Verwechslungsgefahr, z. B. mit dem giftigen Sumpfschachtelhalm. Deshalb sollten ihn nur Kräuterkundige sammeln.

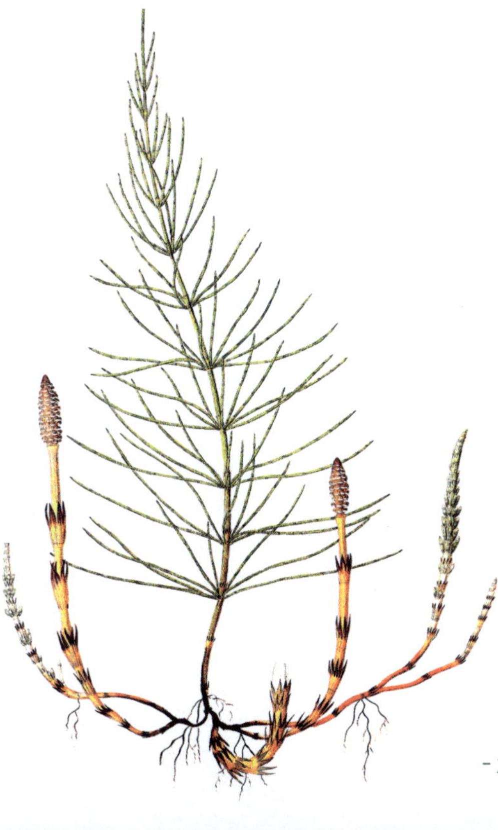

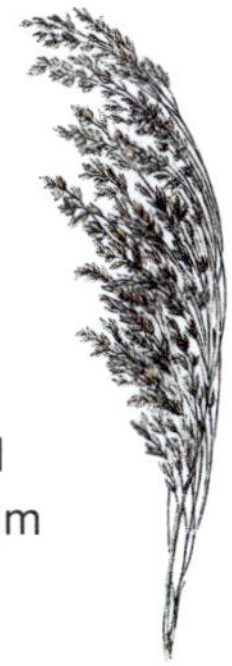

Hirse
Panicum miliaceum

Hirse steckt voller Mineralstoffe und Vitamine, wobei insbesondere Silizium die Struktur und das Wachstum von Haaren und Nägeln stärkt. Das enthaltene Eisen wiederum trägt zur Sauerstoffversorgung der Haarwurzel bei und kann Haarausfall vorbeugen. Studien weisen darauf hin, dass regelmäßig eingenommene Präparate die Stabilität brüchiger Nägel verbessern und die Haarstruktur kräftigen können – z. B. Hirsemehl oder -extrakt in Kapselform –, oder man verwendet gekochte Hirsekörner oder Hirseflocken in Speisen.

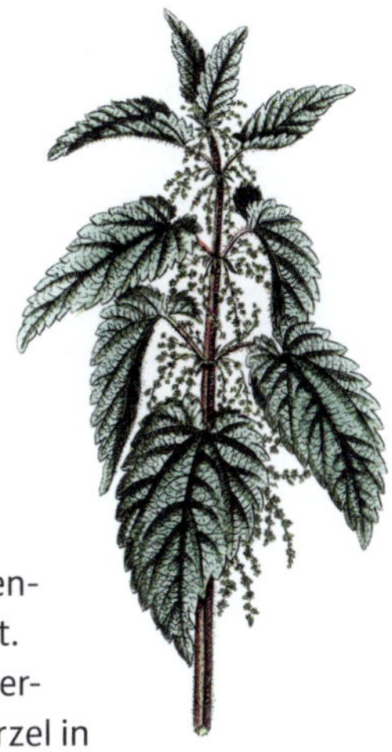

Brennnessel
Urtica dioica

Die Brennnessel wird in der Volksheilkunde als Haarspülung zur Pflege glanzloser Haare sowie bei Schuppen oder juckender Kopfhaut verwendet. Dafür über Nacht die oberirdischen Teile samt Wurzel in kaltem Wasser stehen lassen und am nächsten Tag zur Haarspülung verwenden. Früher setzte man das Hausmittel sogar als Spülung gegen Kopfläuse ein. Besondere Erfolge schreibt man der Brennnessel auch bei Haarausfall zu. Mittlerweile sind dazu Studien verfügbar, die zeigen: Bestimmte Inhaltsstoffe der Brennnessel können das Enzym 5-Alpha-Reduktase hemmen, das bei hormonell bedingtem Haarausfall bei Männern eine zentrale Rolle spielt.

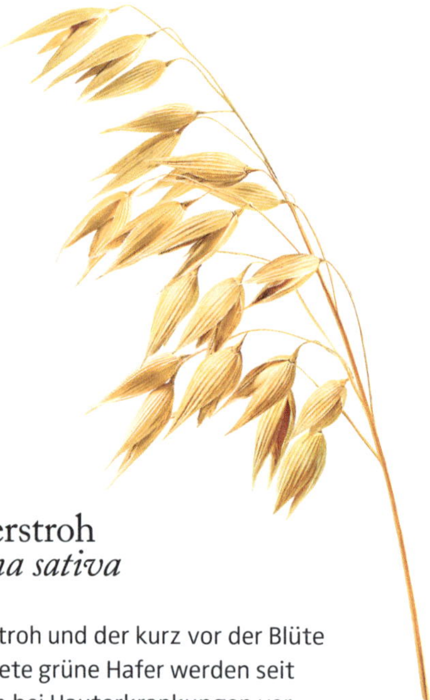

Haferstroh
Avena sativa

Haferstroh und der kurz vor der Blüte geerntete grüne Hafer werden seit langem bei Hauterkrankungen verwendet und finden sich in Form von Extrakten in zahlreichen Kosmetika wieder. Vor allem das Haferstroh ist in der Volksheilkunde sehr beliebt. Für die Wirkung in Anwendungen macht man die reichlich vorhandene Kieselsäure, die Flavonoide und die Saponine verantwortlich. Abkochungen aus dem Haferstroh sagt man entzündungshemmende und juckreizstillende Effekte nach; sie empfehlen sich bei Hauterkrankungen und juckender Kopfhaut. Für ein Vollbad werden 100 g, für Umschläge 20 g Haferstroh auf 1 l Wasser verwendet. Studien zeigen zudem wundheilungsfördernde Effekte. Laut der alpinen Volksheilkunde empfiehlt es sich, bei Haarausfall oft Haferflocken zu essen.

Klette
Arctium lappa

Die Klette gilt als Klassiker in der europäischen Heilkunde – schon im 12. Jahrhundert empfahl die Heilkundige Hildegard von Bingen sie unter anderem bei Kopfhautekzemen. Bei trockener Kopfhaut, seborrhoischem Ekzem oder Haarausfall hat sich das Öl aus der Klettenwurzel bewährt, das durch Mazeration gewonnen wird. Studien zeigen: Die in der Wurzel enthaltenen Sesquiterpenlactone und das Lignan Arctiin haben außer antimikrobiellen und entzündungshemmenden Eigenschaften auch zellschützende Effekte auf die Haarwurzel.

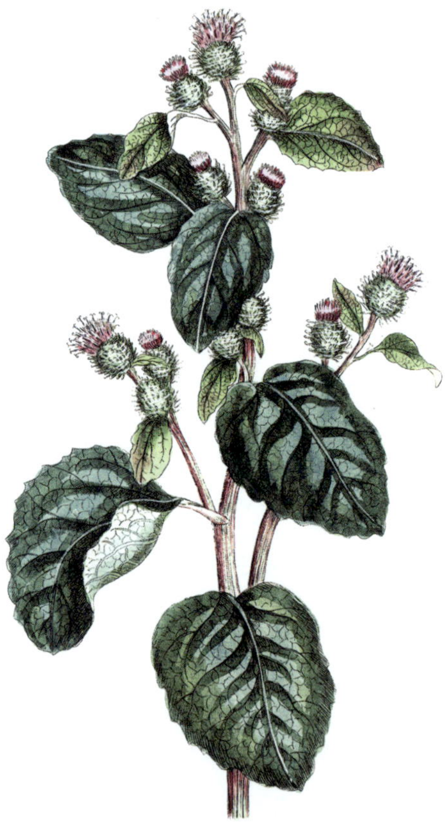

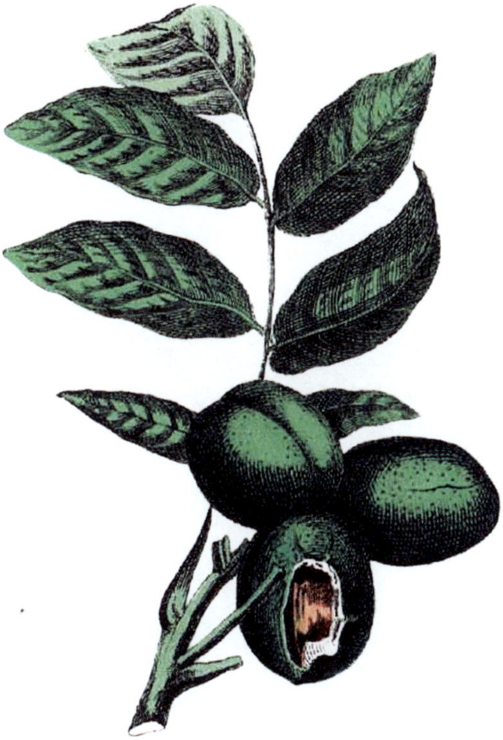

Walnussblätter
Juglans regia

Walnussblätter enthalten Gerbstoffe und den Farbstoff Juglon, die seit langem zur natürlichen Färbung von braunen Haaren genutzt werden. Diese Inhaltsstoffe lagern sich an die Haarstruktur an, wodurch ein bräunlicher Ton entsteht. Durch die adstringierende Wirkung der Gerbstoffe kann zudem die Kopfhaut beruhigt und die Talgproduktion reguliert werden, was zu einem gesunden Haarboden beiträgt. Traditionell werden für Spülungen die Walnussblätter als Aufguss oder Dekokt angewendet. Hierzu werden pro 150 g Wasser 3 g der getrockneten Blätter verwendet.

Rezept

Klettenwurzelöl bei trockener Kopfhaut

Zutaten

20 g Klettenwurzel
200 ml Mandelöl

Zubereitung

Die grob zerkleinerten Wurzeln mit dem Mandelöl übergießen und gut verschlossen für 4 Wochen an einem dunklen Ort stehen lassen. In dieser Zeit den Ansatz immer wieder umschütteln. Den gewonnenen Ölauszug in eine saubere Flasche abfiltrieren. Bei Haarausfall oder trockener Kopfhaut abends 5–10 Tropfen des Öls in die Kopfhaut einmassieren.

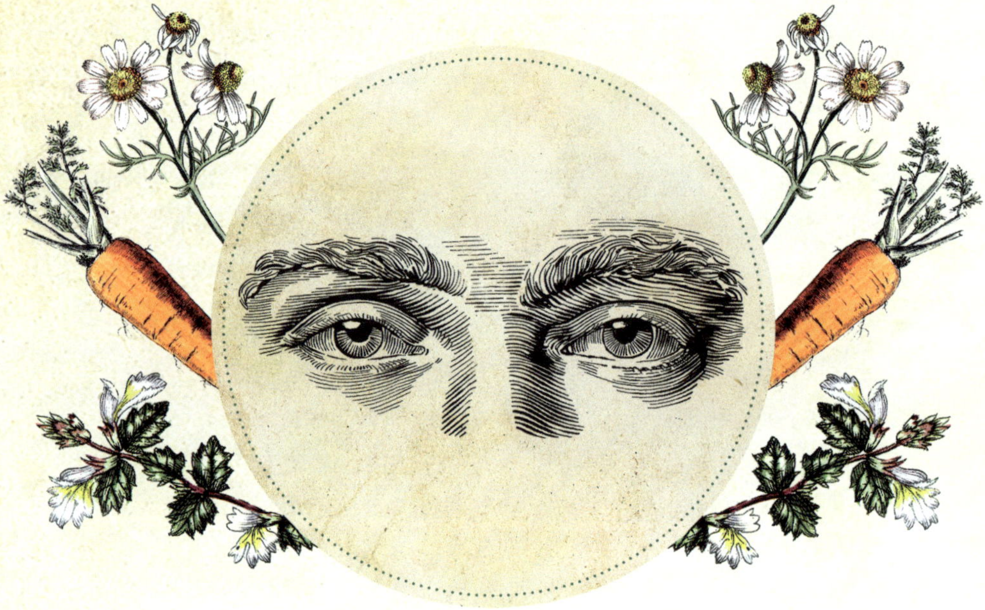

Die Augen und ihre Pflanzen

Unsere Augen sind Wunderwerke – blitzschnell und hochsensibel. Sie liefern uns die Welt in Bildern und spielen als »Spiegel der Seele« eine wichtige Rolle im Miteinander. Wie uns Augentrost und Kamille helfen können, scharf zu sehen.

Wie wichtig die Augen für uns Menschen sind, zeigt sich schon an ihrer Position. Im Zuge der Evolution haben sich unser Schädel und unsere Gesichtsmerkmale so entwickelt, dass das empfindliche Auge bestmöglich geschützt ist: Die Augenhöhle liegt so tief im Schädel, dass das halbe Auge durch Knochen abgeschirmt ist. Die Augenbrauen fangen Schweiß auf, bevor er von der Stirn ins Auge tropft. Unsere Lider schließen sich circa 14.000 Mal am Tag, um den Augapfel vor Licht und anderen Umwelteinflüssen zu schützen, und die Wimpern filtern Staub und andere Partikel. Kommt etwas zu nahe an unser Auge, geben die Wimpern dem Lid den Impuls, sich zu schließen. Ein Lidschlag dauert etwa 150 Millisekunden – dieser Reflex gehört zu den schnellsten Bewegungen, zu denen wir fähig sind.

Pro Sekunde erfassen unsere Augen Millionen von visuellen Signalen und leiten diese blitzschnell zur Verarbeitung weiter. Schon ein kleiner Lichtreiz reicht aus, um eine komplexe Kette von Reaktionen auszulösen, an deren Ende ein Bild entsteht – in nur wenigen Millisekunden. Das Auge setzt sich aus mehreren Schichten und Bestandteilen zusammen: Die Hornhaut bündelt das einfallende Licht, die Linse stellt es scharf, und die Iris steuert die Lichtmenge. Auf der Netzhaut (Retina) werden die Lichtsignale in elektrische Impulse umgewandelt. Diese gelangen über den Sehnerv ins Gehirn, wo der visuelle Kortex die Signale verarbeitet. Erst dort wird aus Lichtreizen das, was wir als Bild wahrnehmen. So entsteht unsere visuelle Wahrnehmung. Dabei können wir etwa 600.000 verschiedene Farbtöne unterscheiden.

Die Netzhaut selbst ist mit etwa 130 Millionen lichtempfindlichen Sinneszellen ausgestattet, aufgeteilt in Stäbchen und Zapfen. Die Stäbchen sind besonders lichtempfindlich und ermöglichen das Sehen in der Dämmerung, während Zapfen Farben und feine Details erkennen. Dafür benötigen sie jedoch deutlich mehr Licht. Sie sind vor allem in der Makula, dem Zentrum der Netzhaut, konzentriert.

Es gibt zahlreiche Mythen rund um die Verbesserung der Sehkraft – früher glaubte man zum Beispiel, dass das Tragen von Ohrringen das Sehvermögen fördert. Deutlich plausibler ist hingegen der Einfluss eines gesunden Lebensstils mit einer nährstoffreichen Ernährung, um die empfindlichen Strukturen des Auges zu schützen und zu stärken. Die Makula, der Ort des schärfsten Sehens, ist auf Lutein und Zeaxanthin angewiesen – Pigmente, die sich besonders in grünem Blattgemüse wie Spinat und Grünkohl finden. Ungesättigte Omega-3-Fettsäuren aus Fischöl oder pflanzlichen Ölen können Studien zufolge Augenerkrankungen wie der altersbedingten Makuladegeneration vorbeugen. Zusätzlich unterstützen Spurenelemente wie Selen und Zink die körpereigenen antioxidativen Schutzsysteme – auch in der Netzhaut. Zink findet sich in Nüssen, Weizen- sowie Roggenkeimlingen und Selen in Hülsenfrüchten, Zwiebeln, Kohlgemüse sowie in Pilzen. Traditionell verwendet man Pflanzen wie Augentrost, Kamille und Rose zur Beruhigung gereizter Augen. Heidelbeeren liefern antioxidative Anthocyane, die laut Studien zum Schutz der Netzhaut beitragen können.

Augentrost
Euphrasia officinalis

Seine zierliche Blüte, die an ein Auge erinnert, machte den Augentrost in der Signaturenlehre, etwa bei Paracelsus, zu einem Symbol für heilende Wirkung an unserem Sehorgan. Bis heute wird Augentrost bei leichten Augenentzündungen, müden oder tränenden Augen in Form von Umschlägen oder kleinen Kissen mit angefeuchtetem getrocknetem Kraut aufgelegt. Mittlerweile gibt es wissenschaftliche Belege für die traditionelle Nutzung. Die Anwendung sollte wegen möglicher Keime und Reizungen feinster Pflanzenteile am besten in Form steriler Augentropfen mit Auszügen aus Augentrost erfolgen.

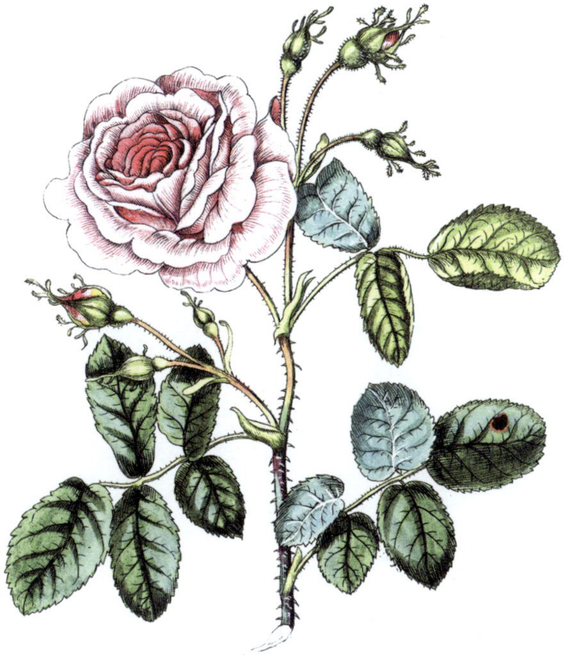

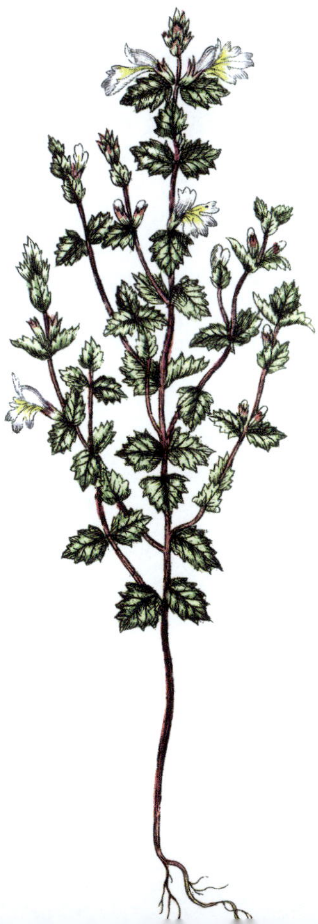

Rose
Rosa sp.

Laut Volksheilkunde hilft Rosenwasser bei tränenden Augen, Rötungen oder zur allgemeinen Augenpflege, meist als Umschlag in Form getränkter Tücher am geschlossenen Auge. Das enthaltene ätherische Öl wirkt beruhigend, feuchtigkeitsspendend und leicht entzündungshemmend – besonders wohltuend für die zarte Haut der Augenlider. Am besten reines, naturbelassenes Rosenwasser ohne Zusatzstoffe verwenden, um Reizungen zu vermeiden.

Kamille
Matricaria chamomilla

Kamille setzt man bei Beschwerden wie leichter Bindehautentzündung oder gereizten Lidern ein. Ihre entzündungshemmenden Eigenschaften sind gut belegt, ebenso wie eine antimikrobielle Wirkung gegen typische Erreger von Bindehautentzündungen. In Kombination mit Augentrost konnte Kamillenextrakt zudem Hornhautzellen vor UVB-bedingtem Stress schützen und die Zellregeneration fördern. Dennoch ist bei der Anwendung am Auge Vorsicht geboten: Kamillentee ist nicht steril, kann Keime und feine Pflanzenteile enthalten, die die Bindehaut reizen können. Daher nur bei leichten Beschwerden kurzfristig Umschläge mit sauber abfiltrierten Auszügen auf die geschlossenen Lider legen.

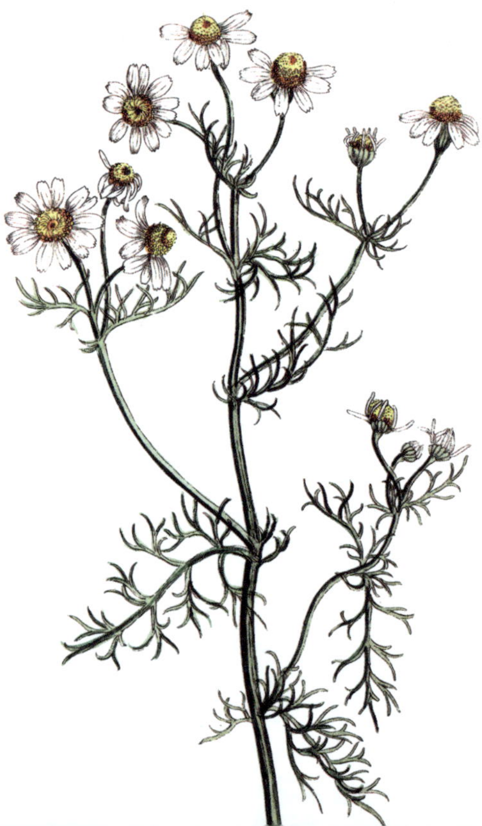

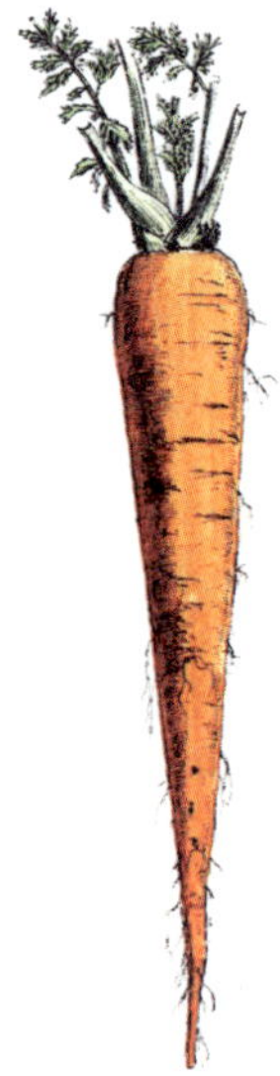

Karotte
Daucus carota

»Iss deine Karotten, das ist gut für die Augen!« Diesen Satz kennen viele von uns aus der Kindheit – und er hat sich bewährt: Karotten sind reich an Beta-Carotin, einer Vorstufe von Vitamin A, das für das Sehen bei Dämmerung unerlässlich ist. Ein Mangel kann zu Nachtblindheit führen. Auch wenn Karotten keine Wundermittel sind: Als Teil einer ausgewogenen Ernährung leisten sie – am besten roh genossen – einen echten Beitrag zur Augengesundheit.

Heidelbeere
Vaccinium myrtillus

Heidelbeeren enthalten Anthocyane – antioxidative Pflanzenfarbstoffe, die die kleinen Blutgefäße im Auge schützen und die Regeneration der Netzhaut unterstützen. Eine aktuelle Studie konnte zeigen, dass die tägliche Einnahme von Heidelbeerextrakt Beschwerden durch Bildschirmarbeit, wie Augenbrennen oder Sehleistungsabfall, lindert. Es kann also sinnvoll sein, Heidelbeeren in die tägliche Ernährung einzubauen oder sie in Form von Kapseln oder Tabletten einzunehmen.

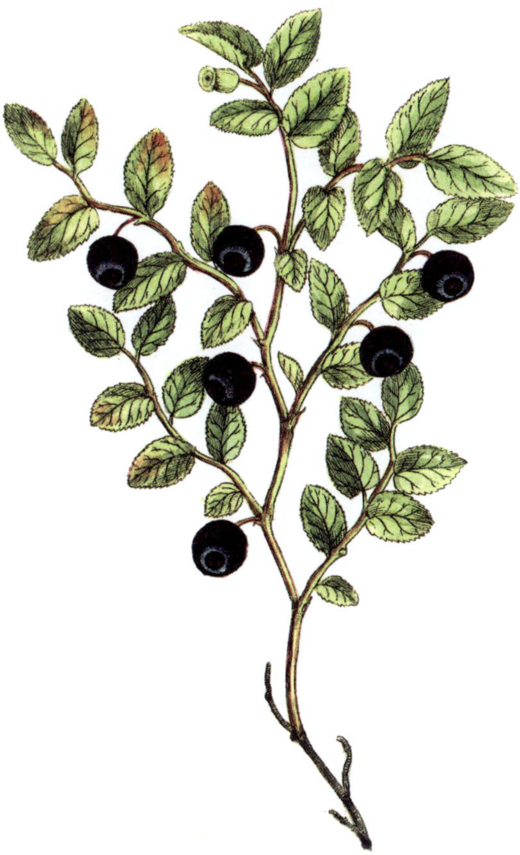

Rezept

Heidelbeersaft

Zutaten

2 kg frische Heidelbeeren
1 l Wasser
1–2 kg Zucker

Zubereitung

Die Heidelbeeren mit Wasser in einen Topf geben und leicht zerdrücken. Den Topf abdecken und die Mischung 2–3 Tage stehen lassen, an heißen Tagen unbedingt im Kühlschrank. Anschließend die Flüssigkeit durch ein Tuch abfiltrieren und mit Zucker aufkochen (im Verhältnis 1 zu 1,3; also 1 l Flüssigkeit auf 1,3 kg Zucker). Den heißen Sirup direkt in Flaschen abfüllen.

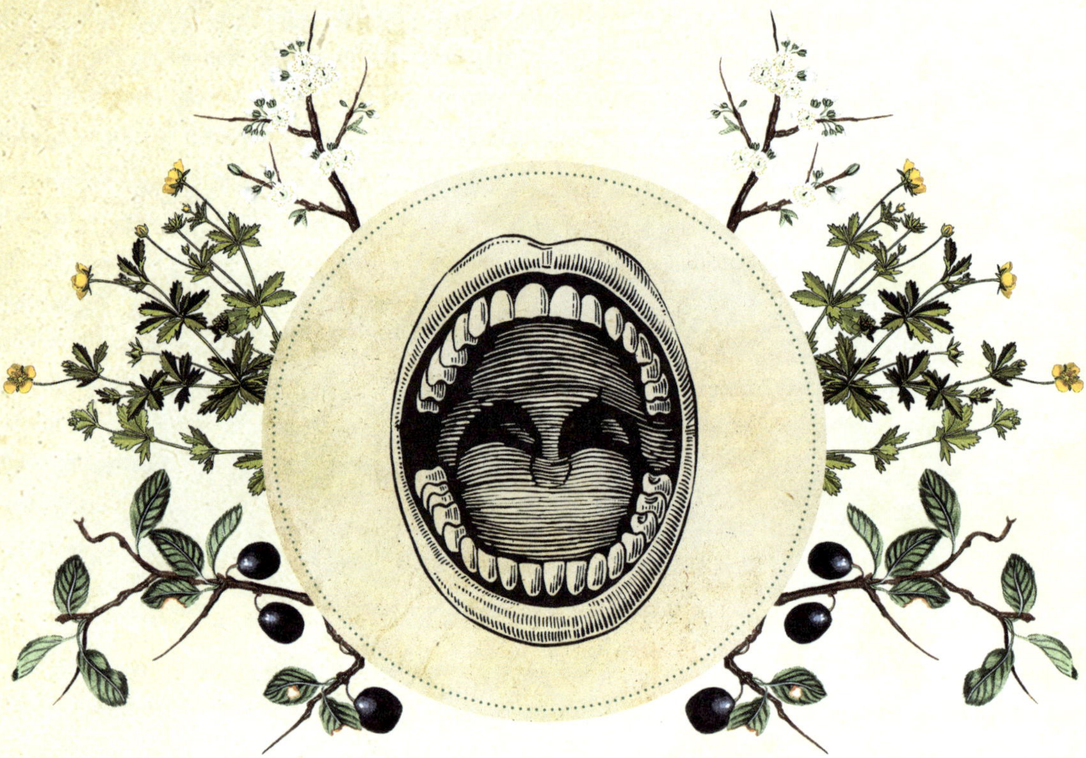

Der Mund und seine Pflanzen

Aus Bimsstein und Weinessig stellten die alten Ägypter die erste Zahnpflege der Welt her. Seitdem ist viel geschehen – aber einige der damals verwendeten Pflanzen nutzen wir heute noch zur Zahnpflege.

Es war eine gewagte Mischung, die die Ägypter vor fünftausend Jahren zur Zahnpflege zusammenrührten: Aus gemahlenem Salz, Bimsstein und Weinessig stellten sie die erste der Menschheitsgeschichte bekannte Zahnpaste her. Etwas später, im 1. Jahrhundert nach Christus, empfahl Plinius der Ältere eine Mixtur aus pulverisierten Knochen oder Muschelschalen, die zu Asche verbrannt und dann – zur Geschmacksverbesserung – mit Natron und Myrrhe versetzt wurden. Die Liste der Rezepturen ist lang, und der Versuch, Zähne und Zahnfleisch gesund zu halten, ist eine Konstante in der Menschheitsgeschichte.

Wovon die Medizin mittlerweile ausgeht: Gesunde Zähne sind deshalb so wichtig, weil sie sich auf den gesamten Organismus auswirken. Zahnprobleme wie Karies oder Parodontitis beispielsweise können das Risiko für Herz-Kreislauf-Erkrankungen erhöhen. Und man weiß nun, dass der Mund auch ein bedeutendes Abwehrsystem ist: Die Schleimhaut sowie der Speichel enthalten antibakterielle Substanzen, die Krankheitserreger in Schach halten. Die Mundflora, bestehend aus einer Vielzahl an Mikroorganismen, trägt zu einem stabilen Gleichgewicht bei und schützt vor Infektionen. Als zentrale Schnittstelle zwischen Körper und Umwelt übernimmt der Mund dabei essenzielle Funktionen für Ernährung, Kommunikation und Gesundheit. Über Geschmack, Geruch und Konsistenz nehmen wir Lebensmittel wahr und treffen unbewusst Entscheidungen, was wir essen oder meiden. Zähne und Zunge ermöglichen das Kauen und Zerkleinern der Nahrung, während der Speichel den Transport der Nahrung erleichtert und mit Enzymen den ersten Schritt der Verdauung vorbereitet.

Mit einfachen Routinen lassen sich Zähne und Zahnfleisch unterstützen: Gurgeln mit Salzwasser wirkt leicht antiseptisch, Ölziehen wird traditionell zur Mundreinigung angewandt. Morgens, auf nüchternen Magen, einen Esslöffel Öl 5 bis 15 Minuten im Mund bewegen, um Bakterien und Schadstoffe zu binden und beim Ausspucken loszuwerden. Auch das Kalzium, Fett und die Mineralstoffe, die in Käse enthalten sind, stärken Zähne und Zahnfleisch: Ein Stück Gouda nach dem Essen tut also nicht nur der Verdauung gut.

Obwohl die Zahnpflege heute besser und einfacher ist denn je, leidet rund die Hälfte aller Erwachsenen an Zahnfleischbluten. Je älter ein Mensch ist, desto höher ist zudem die Wahrscheinlichkeit, dass er an Parodontitis leidet, einer chronischen Entzündung des Zahngewebes. Unbehandelt kann diese nicht nur zu Zahnverlust führen: Stille Entzündungen schwächen den Körper langfristig, da sich Bakterien und Entzündungsstoffe über das Blut verteilen können. Umso wichtiger sind regelmäßige Zahnpflege, eine gesunde, zuckerarme Ernährung und zahnärztliche Vorsorge, um das natürliche Gleichgewicht im Mund aufrechtzuerhalten. Heilpflanzen wie Salbei oder Myrrhe können dies ergänzen: Sie wirken entzündungshemmend, antibakteriell oder beruhigend auf die Schleimhäute und bei kleineren Blessuren im Mund.

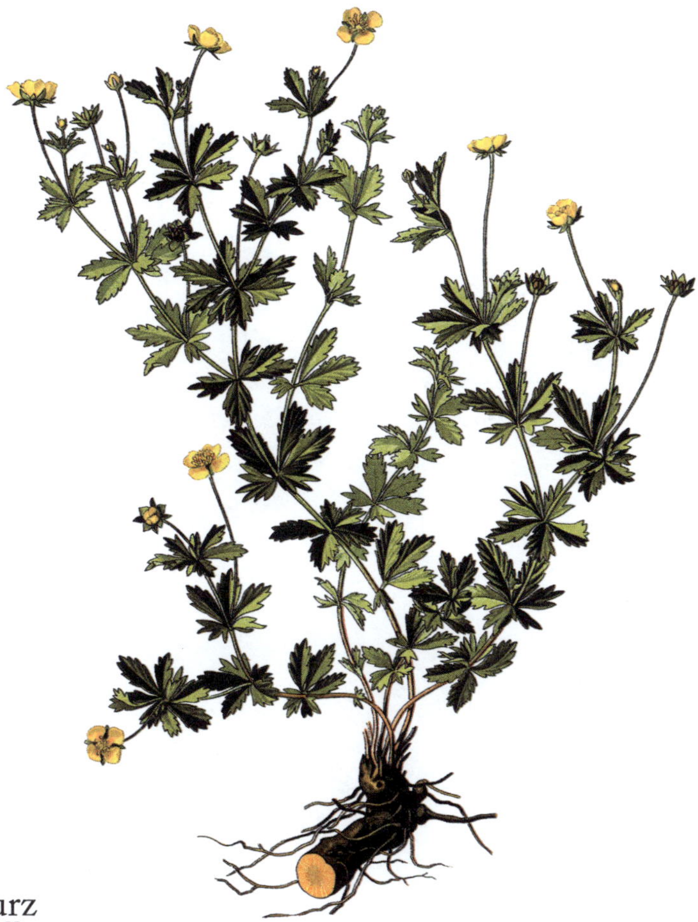

Blutwurz
Potentilla erecta

Die frisch ausgegrabene Wurzel der Blutwurz färbt sich beim Kontakt mit Sauerstoff blutrot – eine Eigenschaft, die früh faszinierte und der Heilpflanze ihren Namen gab. Die reichlich enthaltenen Gerbstoffe wirken zusammenziehend auf das Gewebe, bilden eine schützende Schicht auf den Schleimhäuten und machen sie unempfindlicher gegenüber Reizungen. So können Keime schlechter eindringen und Entzündungen gemildert werden. Antibakterielle und antivirale Effekte verstärken diese Wirkung. Darüber hinaus zeigen aktuelle Forschungen auch entzündungshemmende Effekte. Besonders in Mund und Rachen bewährt sich Blutwurz als Spülung oder Gurgellösung bei Zahnfleischentzündungen, Aphthen und Halsschmerzen. Zur Anwendung werden 3-mal täglich 1 TL (1,5 g) der getrockneten Wurzel als Abkochung oder 20 Tropfen Tinktur in einem halben Glas Wasser empfohlen. Selbst hergestellte Tinkturen sollten mit 70-prozentigem Alkohol angesetzt werden. Wegen der hohen Menge an Gerbstoffen Tee und Tinktur nicht schlucken, sondern lediglich als Spülung oder Gurgellösung verwenden.

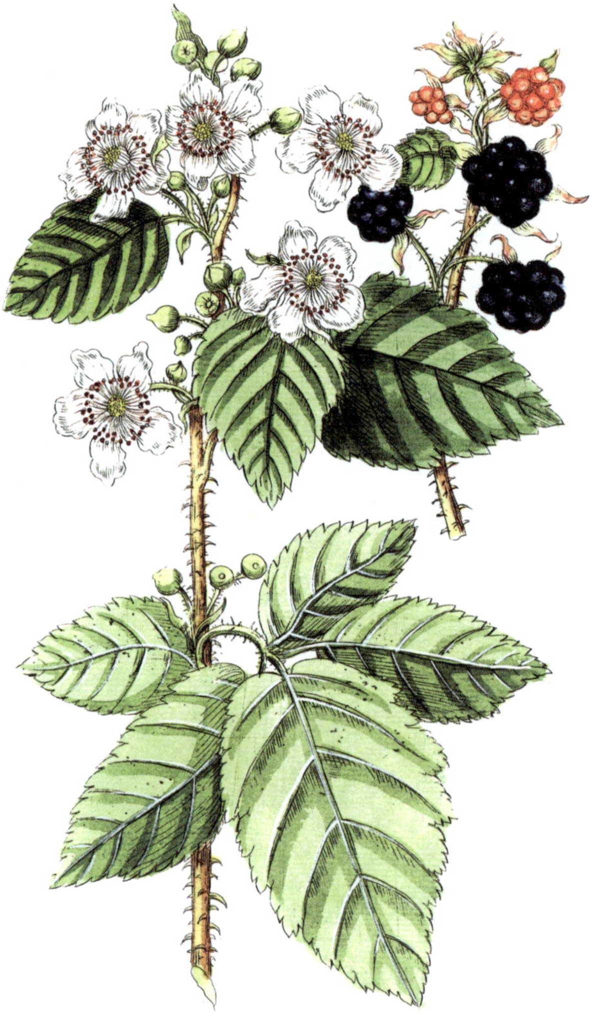

Brombeere
Rubus fruticosus

Der griechische Arzt Dioskurides empfahl im 1. Jahrhundert nach Christus das Kauen von Brombeerblättern zur Stärkung des Zahnfleisches. In der Klostermedizin nutzte man diese gemeinsam mit Blutwurz in Wein gekocht gegen Blutungen. Die mild wirksamen und gerbstoffreichen Blätter reduzieren Entzündungen und beruhigen die Schleimhäute. Zubereitungen aus Brombeerblättern (3- bis 4-mal täglich 1 Tasse Brombeerblättertee mit 1 TL der Blätter pro Tasse) eignen sich besonders gut bei Problemen in Mund- und Rachen, etwa bei Zahnfleischbluten, Aphthen oder Halsschmerzen. Eine aktuelle Studie konnte zudem zeigen, dass Kaugummis mit Brombeerpulver die Mundflora positiv beeinflussen, da sie krankheitsfördernde Keime reduzieren.

Myrrhe
Commiphora myrrha

Aus biblischen Schriften kennt man das kostbare Harz, etwa als eine der drei Gaben der Heiligen Drei Könige. Außer ihrer Verwendung als Räucherwerk fand sie früh auch medizinische Anwendung, insbesondere als Wundheilmittel. Heute wird Myrrhe vor allem bei Beschwerden im Mund- und Rachenraum eingesetzt. Ihre keimhemmenden, leicht schmerzstillenden und entzündungshemmenden Wirkstoffe lindern bei Zahnfleischentzündungen, Aphthen oder Halsschmerzen. In Form von Tinkturen, die entweder direkt aufgetragen oder mit Wasser verdünnt als Spülung genutzt werden, bildet Myrrhe einen schützenden Film auf der Schleimhaut und unterstützt so die Heilung.

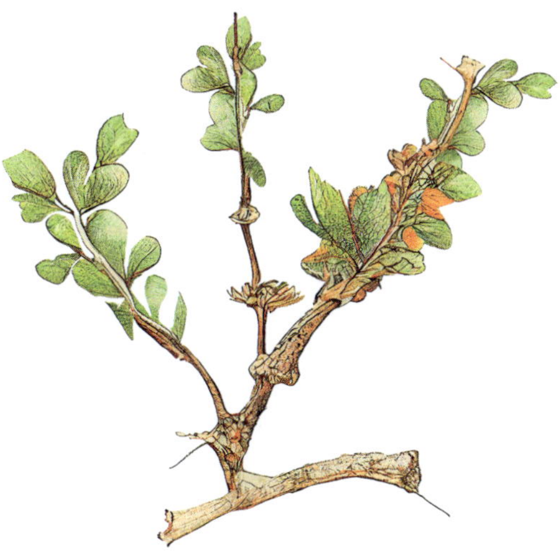

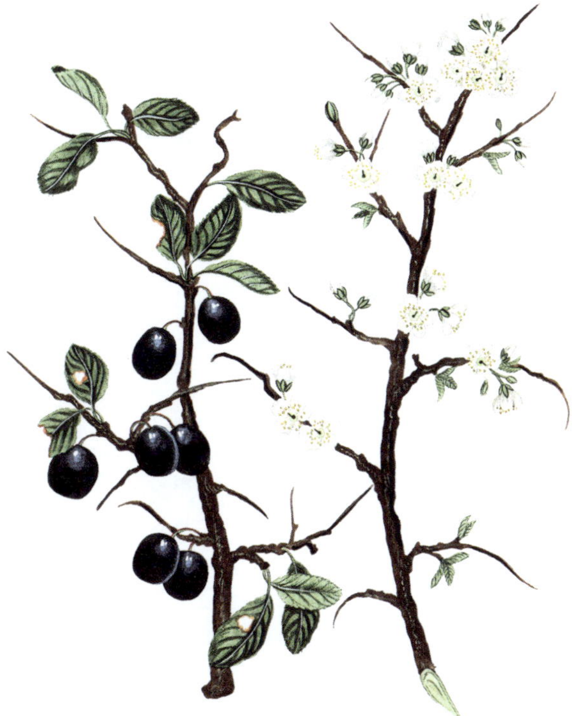

Schlehe
Prunus spinosa

Die im Herbst leuchtend blauen Früchte der Schlehe verdanken den reichlich enthaltenen Gerbstoffen nicht nur ihren herben Geschmack, sondern auch ihre heilsame Wirkung bei Mund- und Rachenraumentzündungen. Besonders der Schlehenwein wird hierzu seit dem Mittelalter aus den Früchten bereitet. Gegurgelt, schluckweise getrunken oder in Spülungen kann dieser bei Entzündungen des Zahnfleisches, bei Aphthen oder Halsschmerzen hilfreich sein. Ein Glas Schlehenwein galt früher zudem als Stärkungsmittel bei Erkältungen und Halsschmerzen, da die Gerbstoffe, Fruchtsäuren und Vitamine auch bei dieser Anwendung die Schleimhäute beruhigen und die Abwehrkräfte unterstützen.

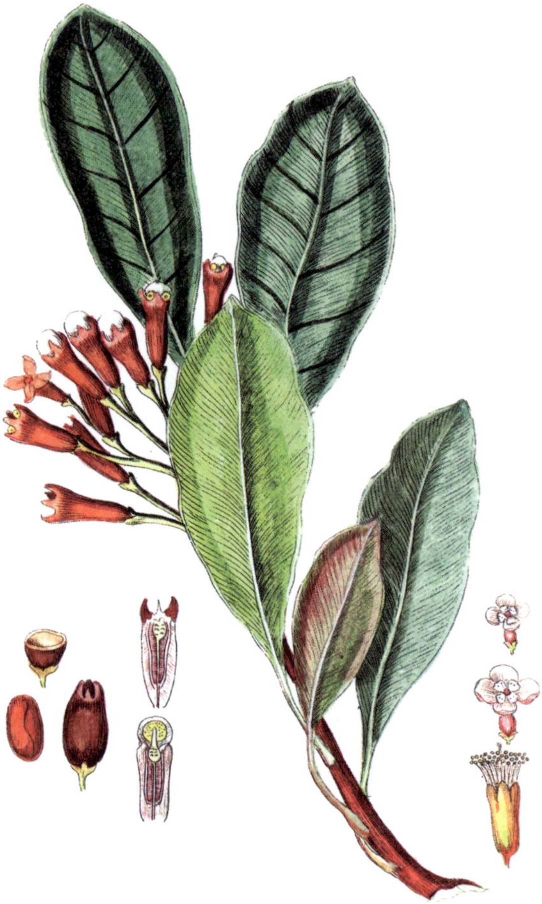

Gewürznelke
Syzygium aromaticum

Die Gewürznelke gehört zu den bekanntesten exotischen Gewürzen und wird aus den getrockneten Blütenknospen des Gewürznelkenbaums gewonnen. Ihr charakteristisches Aroma verdankt sie dem ätherischen Öl, dessen Hauptbestandteil Eugenol ist. Dieser Wirkstoff entfaltet stark betäubende und antimikrobielle Effekte, weshalb Nelken seit Jahrhunderten sowohl in der Küche als auch in der Heilkunde häufig zum Einsatz kommen. In der Volksmedizin ist die Anwendung bei Zahnschmerzen weit verbreitet: Auf eine Nelke zu beißen, kann kurzfristig Linderung verschaffen. Noch wirksamer ist jedoch 1 Tropfen reines Nelkenöl, das auf Watte aufgetragen und einige Minuten an die schmerzende Stelle gelegt wird. Neben der Schmerzlinderung bietet das Öl auch antibakterielle und antivirale Eigenschaften, wodurch es sich hervorragend als Bestandteil von Mundspülungen und Gurgellösungen eignet.

Salbei
Salvia officinalis

Salbei zählt zu den ältesten und vielseitigsten Heilpflanzen der europäischen Kräuterkunde. Bis heute gilt er als bewährtes Mittel bei Beschwerden in Mund und Rachen. Seine ätherischen Öle und Gerbstoffe wirken entzündungshemmend, antibakteriell und antiviral. Besonders bei Aphthen, Halsschmerzen oder Zahnfleischentzündungen hat sich Salbei bewährt. Eine aktuelle Studie konnte zeigen, dass ein 15-prozentiger Salbeispray Halsschmerzen bei einer akuten Rachenentzündung deutlich besser lindert als ein Placebo und schon nach kurzer Zeit wirkt. Bei innerlicher Anwendung ist Vorsicht geboten, da Salbei Thujon enthält, das in hohen Mengen unerwünschte Nebenwirkungen auslösen kann. Als Spülung oder kurzfristig getrunken, bis zu 3-mal täglich je 1–2 g getrocknete Salbeiblätter pro Tasse, gilt die Pflanze als sicher, sollte aber nicht von Schwangeren verwendet werden!

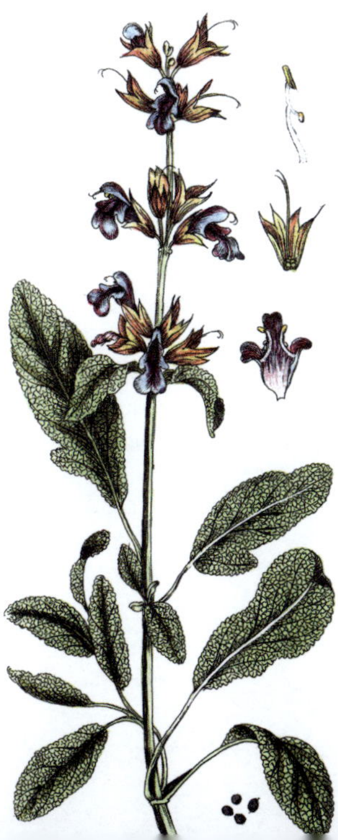

Rezept

Entzündungshemmender Mundspray

Zutaten

3 g Salbeiblätter
5 g Blutwurz
100 g Alkohol (70 Vol.-%)
5 g Wasser

Zubereitung

Für den Spray zunächst eine Tinktur herstellen: Salbeiblätter und Blutwurz in eine Flasche geben und mit dem Alkohol übergießen, 2 Wochen lang an einem dunklen Ort ziehen lassen, anschließend sorgfältig abfiltrieren. Von der Tinktur 25 g abmessen, mit 5 g Wasser verdünnen und in eine Sprühflasche füllen – so entsteht ein praktischer Mund- und Rachenspray. Alternativ die Tinktur in eine Tropfflasche abfüllen und bei Bedarf 20 Tropfen mit etwas Wasser verdünnen, um damit den Mund zu spülen. Bei leichten Entzündungen der Mundschleimhaut 3- bis 4-mal täglich anwenden. Nicht für Kinder, Schwangere, Stillende und alkoholkranke Personen!

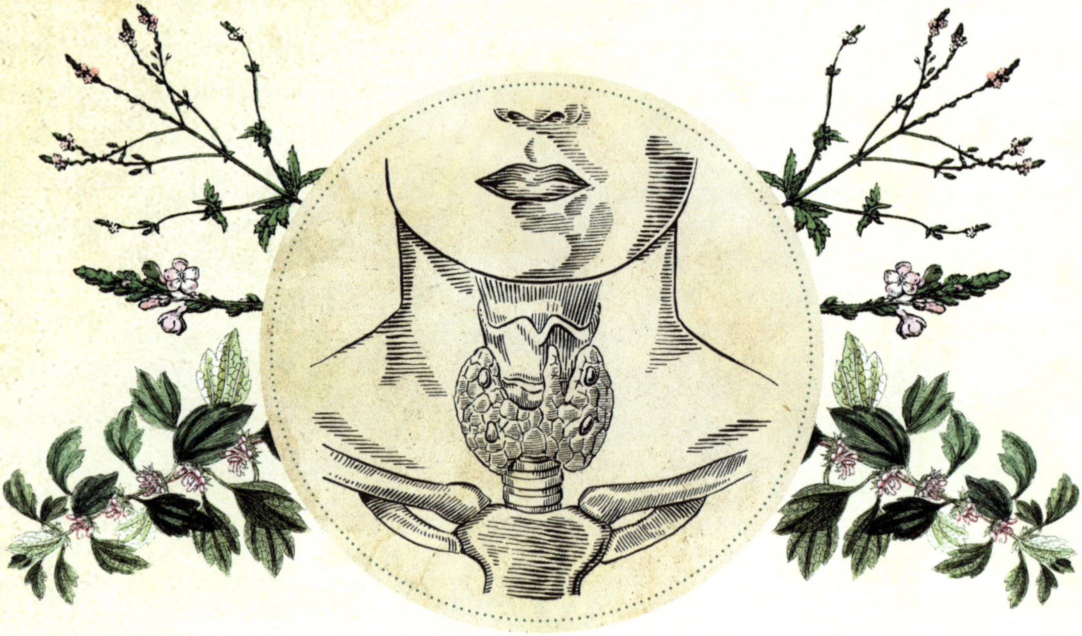

Die Schilddrüse und ihre Pflanzen

Die Schilddrüse hat die Form eines Falters und steuert von ihrem Sitz im Kehlkopf aus fast alle wichtigen Funktionen des Körpers. Welche Heilpflanzen ihr guttun.

Sie sieht aus wie ein Schmetterling, mit Flügeln so groß wie ein Daumenglied, und sie sitzt unterhalb des Kehlkopfes. Ein kleines Organ, das wie ein Schild – umgeben von Halsmuskeln – vor der Luftröhre sitzt. Daher ihr Name. Die Schilddrüse steuert fast alle wichtigen Funktionen des Körpers: Herz, Kreislauf, Magen, Darm, Nerven und Muskeln. Außerdem hat sie Einfluss auf Stimmung und Psyche, Sexualität und Fruchtbarkeit, sogar auf das Wachstum von Haut, Haaren und Nägeln, auf den Energieverbrauch und die Wärmeregulierung. Als zentrales Steuerorgan unseres Stoffwechsels beeinflusst die Schilddrüse nahezu jede Zelle unseres Körpers.

All das geschieht über Hormone, die die Schilddrüse produziert; allen voran die Hormone Thyroxin (T4) und Triiodthyronin (T3). Ein anderes Hormon, Calcitonin, reguliert den Kalziumspiegel im Blut und spielt eine Rolle im Knochenstoffwechsel. Die Schilddrüse arbeitet eng mit der Hirnanhangdrüse, der sogenannten Hypophyse, zusammen. Diese kontrolliert über das Hormon Thyreotropin (TSH) die Schilddrüsenaktivität.

Bei Bedarf signalisiert ein erhöhter TSH-Spiegel der Schilddrüse, mehr Hormone zu produzieren. Umgekehrt drosselt ein Überangebot an Schilddrüsenhormonen die TSH-Produktion – ein fein abgestimmter Regelkreis, der sich ständig an die Bedürfnisse des Körpers anpasst. Schon kleinste Veränderungen in ihrer Aktivität können spürbare Auswirkungen auf unser Wohlbefinden haben: Arbeitet sie zu langsam, kann das zu Appetitlosigkeit, Kälteempfindlichkeit, Verstopfung und Gewichtszunahme führen, aber auch Herzrhythmusstörungen und depressive Verstimmungen können mit einer Unterfunktion der Schilddrüse zusammenhängen. Arbeitet sie zu schnell, ruft das mitunter Schwitzen, Händezittern und Gewichtsverlust oder Herzrasen und Schlafstörungen hervor.

Frauen sind häufiger von Schilddrüsenerkrankungen betroffen, vermutlich, weil das weibliche Hormonsystem sensibler auf Schwankungen reagiert. Erwartet eine Frau ein Kind, können Schwangerschaftshormone die Schilddrüse zusätzlich beeinflussen und beispielsweise das Auftreten der Autoimmunerkrankung Hashimoto-Thyreoiditis begünstigen. Bei Hashimoto entzündet sich die Schilddrüse und kann nicht mehr ausreichend Hormone produzieren.

Eine gesunde Schilddrüse ist auf eine ausreichende Jodzufuhr angewiesen – ein Spurenelement, das für die Hormonproduktion unerlässlich ist. Die letzte Eiszeit ist ein Grund dafür, dass Österreich und Deutschland als Jodmangelgebiet gelten: Durch die schmelzenden Gletscher sind wichtige Mineralien, darunter auch Jod, ausgeschwemmt worden – Gemüse, Obst und Pflanzen, die auf diesen Böden wachsen, liefern somit dem menschlichen Organismus zu wenig Jod. Deshalb wird das Speisesalz etwa in Österreich seit 1963 jodiert, damit es zu keinen Mangelerscheinungen mehr kommt, wie dem früher verbreiteten Kropf.

Gute natürliche Jodquellen sind Meeresfisch, Meeresalgen und jodiertes Speisesalz. Auch selenreiche Lebensmittel wie Nüsse, Hülsenfrüchte oder Vollkornprodukte kommen der Schilddrüse zugute, da das Spurenelement an der Umwandlung von T4 in das aktive T3 beteiligt ist. Heilkräuter wie Herzgespann oder Wolfstrapp werden traditionell eingesetzt, um die Funktion einer gesunden Schilddrüse zu unterstützen und dafür zu sorgen, dass das kleine Schmetterlingsorgan gesund bleibt.

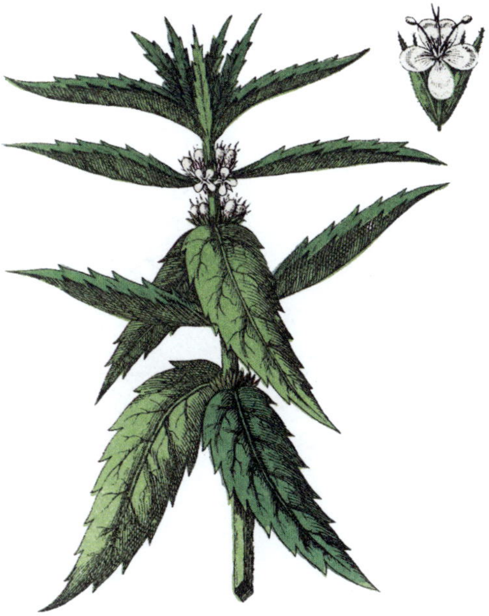

Wolfstrapp
Lycopus europaeus

Wolfstrapp zählt zu den wenigen Pflanzen, denen eine direkt dämpfende Wirkung auf die Schilddrüsenaktivität zugeschrieben wird. Die Inhaltsstoffe, allen voran die enthaltene Lithospermsäure, wirken hemmend auf die Umwandlung von T4 zu T3 – also jenem Hormon, das in aktiver Form zahlreiche Stoffwechselprozesse ankurbelt. Wissenschaftliche Untersuchungen belegen: Wolfstrapp kann eine überaktive Schilddrüse beruhigen, bei Studien mit Wolfstrappextrakten zeigten sich deutliche Symptomverbesserungen bei zugleich guter Verträglichkeit der Präparate. In der Pflanzenheilkunde wird Wolfstrapp vor allem als Tinktur oder Tee verwendet, immer begleitet durch eine ärztliche Einschätzung und Kontrolle.

Eisenkraut
Verbena officinalis

Eisenkraut gilt in der traditionellen Heilkunde als regulierend bei hormonellen Schwankungen. Auch für die Schilddrüse wird es als unterstützend beschrieben – vor allem dann, wenn die Beschwerden mit seelischer Erschöpfung, Stress oder Stimmungsschwankungen einhergehen. Früher wurde Eisenkraut auch häufig zur Behandlung von Kropferkrankungen – also sichtbaren Vergrößerungen der Schilddrüse – äußerlich aufgelegt. Aktuelle wissenschaftliche Studien konnten bisher allerdings keine direkte Wirkung von Eisenkraut auf die Schilddrüse zeigen. Jedoch untersuchten einige Studien die Wirkungen von Eisenkraut auf das zentrale Nervensystem, und es zeigte sich, dass Extrakte von Eisenkraut angstlösende und beruhigende Effekte besitzen. Indirekt könnten diese beruhigenden Eigenschaften auch bei stressbedingten Schilddrüsenbeschwerden hilfreich sein.

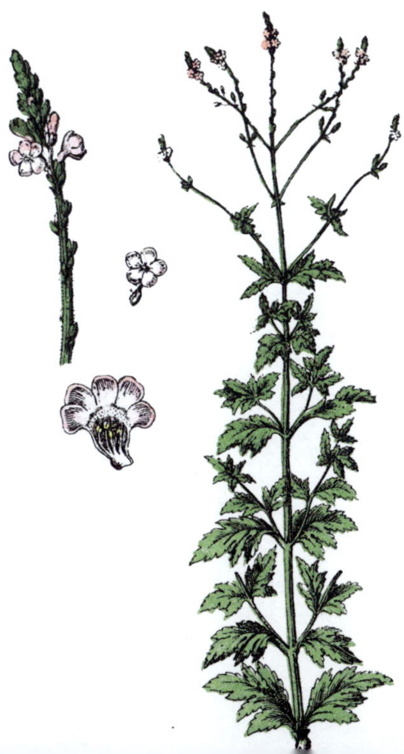

Melisse
Melissa officinalis

Melisse wird traditionell zur Beruhigung und bei nervösen Beschwerden eingesetzt – doch auch in Bezug auf die Schilddrüse zeigen sich interessante Effekte: Studien deuten darauf hin, dass bestimmte Inhaltsstoffe die Wirkung des Schilddrüsenhormons TSH abschwächen bzw. hemmen können. Dadurch könnte Melisse helfen, eine überaktive Schilddrüse sanft zu regulieren, etwa bei Unruhe oder in frühen Stadien einer Schilddrüsenüberfunktion.

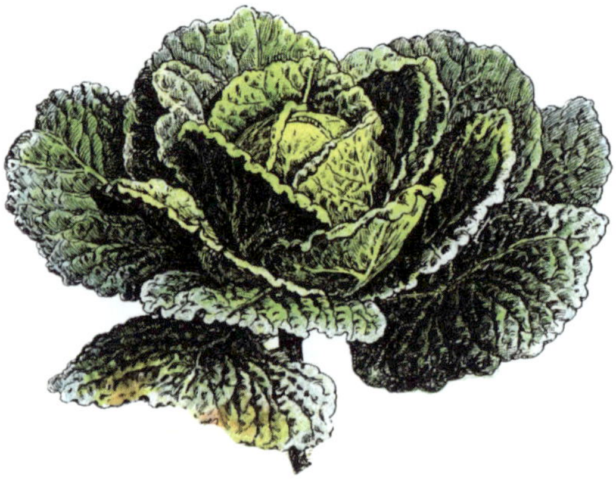

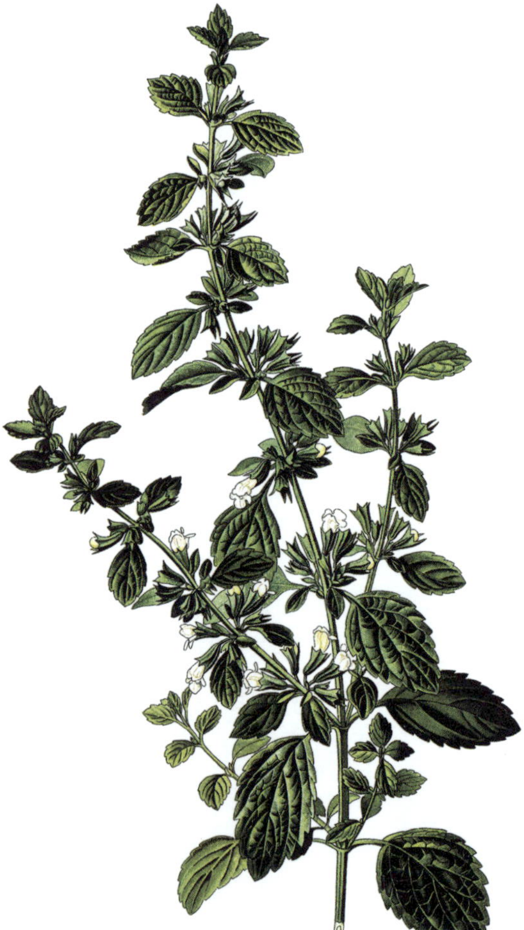

Kohl
Brassica aleracea

Kohlgemüse wie Brokkoli, Blumenkohl, Wirsing oder Grünkohl ist reich an wertvollen Antioxidantien, an Selen, Vitaminen und Ballaststoffen. In rohem Zustand enthalten diese allerdings auch sogenannte Goitrogene – Pflanzenstoffe, die die Jodaufnahme hemmen und damit die Schilddrüse belasten können. Besonders bei Jodmangel oder Schilddrüsenunterfunktion ist deshalb Vorsicht geboten. Heute weiß man: Garen reduziert die goitrogene Wirkung deutlich. Wer gerne und regelmäßig Kohl isst, sollte ihn deshalb möglichst gekocht oder gedünstet genießen.

Herzgespann
Leonurus cardiaca

Das leicht bittere schmeckende Kraut enthält Iridoide, Bitterstoffe und Flavonoide und wirkt durch diese leicht beruhigend. In der Volksheilkunde wird Herzgespann als Tee oder Tinktur seit langem unterstützend bei Schilddrüsenüberfunktion eingesetzt, denn viele der damit verbundenen Symptome – wie innere Unruhe, hoher Puls oder nervöse Gereiztheit – können durch die beruhigenden Eigenschaften des Herzgespanns etwas gemildert werden. Allerdings sollte die Schilddrüsenüberfunktion in erster Linie durch entsprechende Medikation optimal eingestellt werden! Klinische Studien bestätigen mittlerweile beruhigende und leicht blutdrucksenkende Effekte. Ob darüber hinaus auch spezifische Effekte auf die Schilddrüse bestehen, ist derzeit Gegenstand der Forschung.

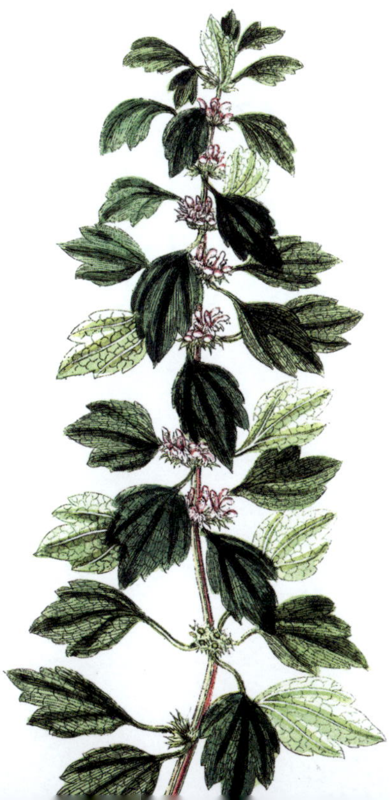

Rezept

Tinktur bei Schilddrüsenüberfunktion

Zutaten

20 g Herzgespannkraut
10 g Wolfstrapp
200 ml Alkohol (40 Vol.-%)

Zubereitung

Die Zutaten in ein verschließbares Glas geben, 2 Wochen ziehen lassen. Danach die Flüssigkeit abfiltrieren und in dunkle Flaschen füllen. Bei leichten Formen einer Schilddrüsenüberfunktion 1-mal täglich 20 Tropfen in etwas Wasser einnehmen. Nicht für Kinder, Schwangere, Stillende und alkoholkranke Personen geeignet! Eine Überfunktion immer ärztlich abklären und therapeutisch begleiten lassen.

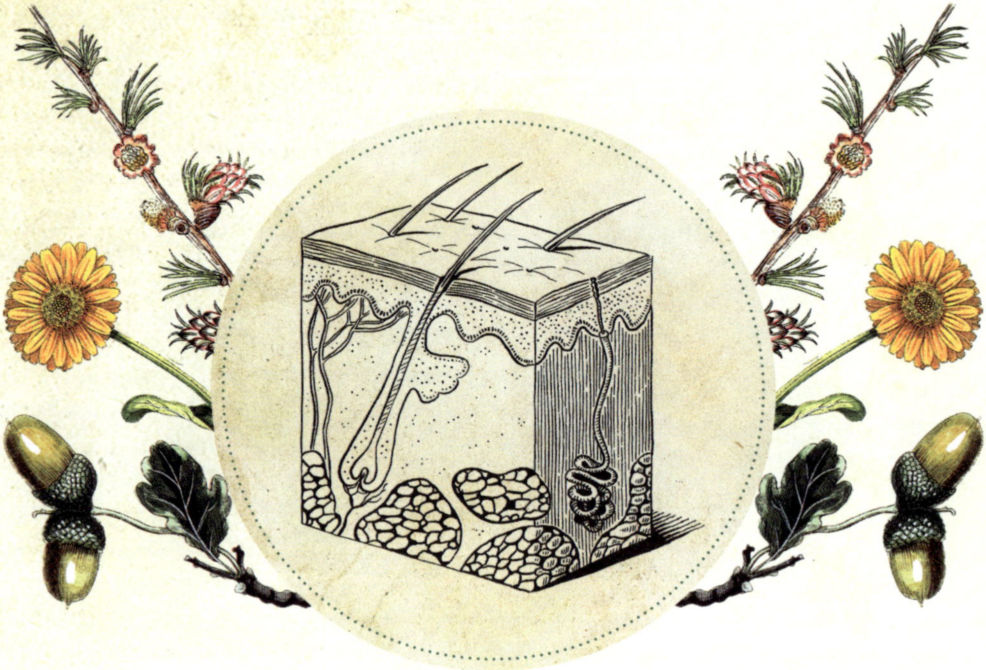

Die Haut und ihre Pflanzen

Etwa alle vier Wochen erneuert sich die oberste Hautschicht unseres Körpers von Kopf bis Fuß. Einige Pflanzen fördern einen gesunden Teint, andere helfen, rissige Stellen schneller zu reparieren.

Obwohl unsere Haut selbst an ihrer robustesten Stelle nur wenige Millimeter dick ist, ist sie mit rund einem Siebtel unseres Körpergewichts das schwerste und größte Organ unseres Körpers: Sie wiegt bis zu zehn Kilogramm und hat eine Fläche von 1,5 bis 2 Quadratmeter. Aufgebaut in drei Schichten – Oberhaut (Epidermis), Lederhaut (Dermis) und Unterhaut (Subcutis) – ist nur die Epidermis oberflächlich erkennbar. Auf ihr liegen die Hornzellen wie Dachziegel übereinander und bilden einen mechanischen Schutz vor Keimen.

Die Haut von Männern ist im Durchschnitt 20 Prozent dicker als jene von Frauen, sie hat aufgrund des höheren Testosteronspiegels mehr Bindegewebe und ein gröberes Hautrelief. Männerhaut produziert auch deutlich mehr Talg als die Haut von Frauen. Jeden Tag stößt unsere Haut bis zu 14 Gramm alte Hornzellen ab, was dazu führt, dass wir etwa alle 28 Tage unsere Haut vollständig erneuern. Mit zunehmendem Alter wird die Haut dünner, und ihre Regeneration dauert etwa doppelt so lange.

Eine gesunde, ausgewogene Ernährung, reich an Antioxidantien sowie Vitamin C und E, kann die Haut stärken. Heidelbeeren, Erdbeeren oder Himbeeren pflegen sie quasi von innen, ebenso wie ausreichend Wasser: Eine gute Flüssigkeitszufuhr unterstützt die Durchblutung der Haut und sorgt dafür, dass die Zellen optimal mit Sauerstoff und Nährstoffen versorgt werden. So bleibt der Teint gesund und schön rosig.

Unsere Haut ist nicht nur eine Schutzschicht gegen äußere Einflüsse, sie erfüllt auch viele andere wichtige Funktionen im menschlichen Körper. Sie schützt uns vor Hitze, Nässe, Kälte und Sonne, reguliert die Körpertemperatur und ermöglicht uns den Sinneskontakt mit der Umwelt. Außerdem produziert die Haut unter UV-Licht das Vorläufermolekül von Vitamin D, das für gesunde Knochen und ein starkes Immunsystem wichtig ist. Und als Teil des Immunsystems spielt die Haut eine entscheidende Rolle bei der Abwehr von Krankheitserregern. Besonders wichtig sind dabei die sogenannten Langerhans-Zellen. Diese Immunzellen in der obersten Hautschicht fungieren als Wächterzellen gegen Erreger und können diese in die Lymphknoten transportieren, wo sie die körpereigene Abwehr gegen die Eindringlinge auslösen. Langerhans-Zellen werden durch hohe UV-Strahlung geschädigt, somit minimieren zu viele Sonnenbäder den Immunschutz. Doch auch Umweltverschmutzung und Zigarettenrauch belasten die Haut und können zu vorzeitiger Hautalterung und verschiedenen Erkrankungen führen.

Pflegende Naturprodukte und Heilpflanzen wie Johanniskraut, Ringelblume oder Eichenrinde wirken positiv auf Hautprobleme – sie beruhigen, lindern Entzündungen und allergische Reaktionen und unterstützen die Regeneration. Wie die einzelnen Pflanzen am besten angewandt werden, hängt von der Art der Beschwerden ab: Bei Akne, Ekzemen oder Juckreiz eignen sich wasserhaltige Zubereitungen wie Umschläge, Waschungen oder Gele, während für trockene Ekzeme oder Neurodermitis fettreiche Produkte wie Cremes, Salben oder Öle besser geeignet sind.

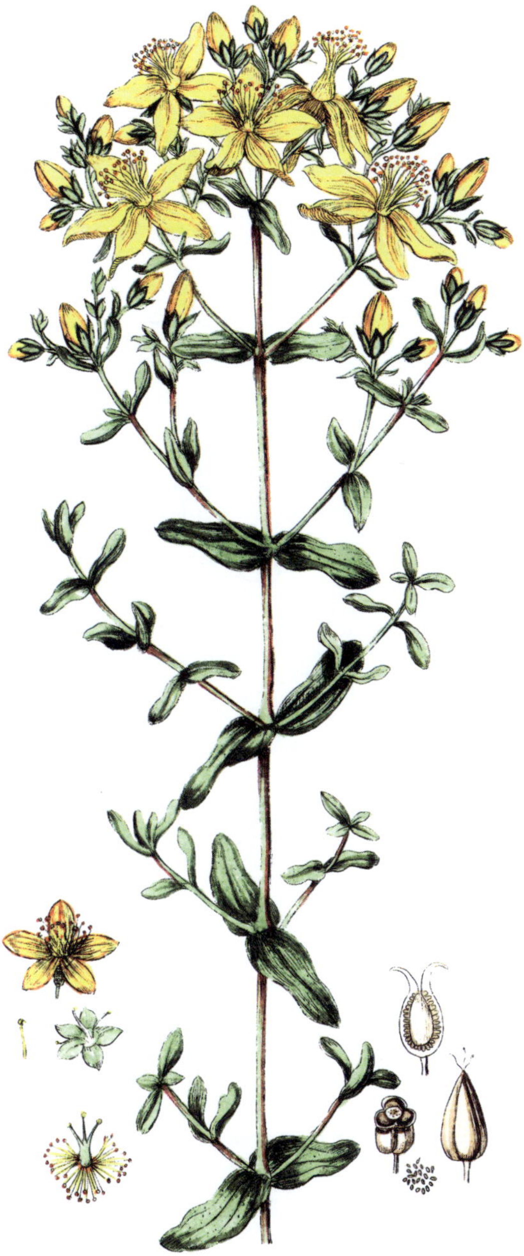

Johanniskraut
Hypericum perforatum

Auf Johanniskraut vertraut man als ein Heilmittel, das wundheilungsfördernd, entzündungshemmend, beruhigend und schmerzstillend wirkt. Im Jahr 1525 pries Paracelsus das *Sanct Johannskraut* an, auch der renommierte Kräuterbuchautor Hieronymus Bock, der als einer der Väter der Botanik gilt, schätzte es. Traditionell werden im Alpenraum frische Johanniskrautblüten in ein Trägeröl, zum Beispiel Oliven- oder Mandelöl, eingelegt und über einen Zeitraum von 3 Wochen an einen sonnigen Platz gestellt. Durch diesen Prozess nimmt das Öl seine charakteristische rote Farbe an. Danach wird das Öl abgefiltert und kann nun bei Ekzemen, leichten Verbrennungen, Nervenentzündungen oder leichtem Sonnenbrand aufgetragen werden. Studien bestätigten zuletzt auch die Wirksamkeit bei Neurodermitis. Vorsicht: Die Haut wird nach der Anwendung empfindlicher gegenüber Sonnenlicht, was das Risiko eines Sonnenbrands erhöht.

Ringelblume
Calendula officinalis

Hildegard von Bingen war die Erste: Vor rund neunhundert Jahren hat sie die heilende Wirkung der Ringelblumensalbe auf Basis von Schweineschmalz beschrieben. Seither gilt die leuchtend gelb blühende Pflanze als eines der wichtigsten Wundheilmittel in der europäischen Heilkunde. Die in ihr enthaltenen Pflanzenstoffe wirken keimhemmend auf Pilze und Bakterien, durch ihre zellstimulierenden Eigenschaften fördern sie die Hautregeneration, lindern Entzündungen und reparieren rissige Stellen. Die wichtigste Zubereitung mit Ringelblume ist nach wie vor die Salbe: Im Hausgebrauch wird diese bis heute mit den frischen Zungenblüten, 9 Teilen pflanzlichem Öl und 1 Teil Bienenwachs hergestellt. Hierbei kann man die Blüten direkt zusammen mit dem Öl und dem Bienenwachs in einen Topf geben und leicht erwärmen. Über Nacht abkühlen lassen, dann nochmals erwärmen und in einen Tiegel abfiltrieren. Bei Bedarf auftragen.

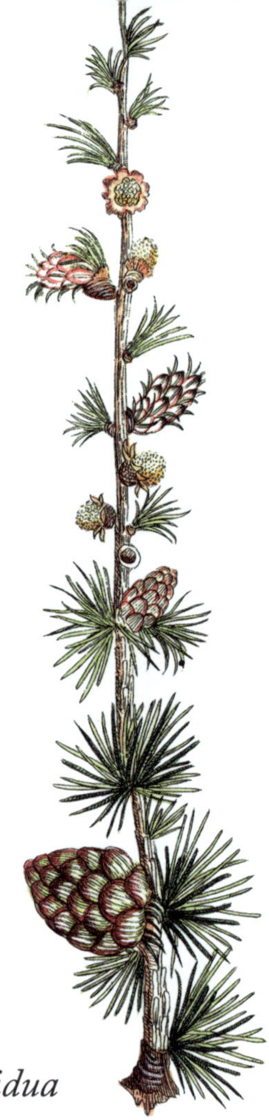

Lärche
Larix decidua

Das an Harzsäuren und ätherischem Öl reiche Lärchenharz zählt zu den ältesten Exportgütern des Alpenraums. Plinius der Ältere berichtete, dass Harz aus den Rätischen Alpen das beste Lärchenharz sei und, vermengt mit Wein und Gerstenmehl, Abszesse lindere. Das Harz fördert die Hautdurchblutung und wirkt gleichzeitig antimikrobiell. Bis heute bereitet man aus dem Harz im Alpenraum die sogenannte Lörgatsalbe zu (auch Lergetsalbe genannt): Dafür 50 g Lärchenharz mit einigen Arnikablüten kurz erwärmen, in einen Tiegel abfiltern und im Bedarfsfall bei leichten Entzündungen der Haut wie Furunkeln und Abszessen anwenden.

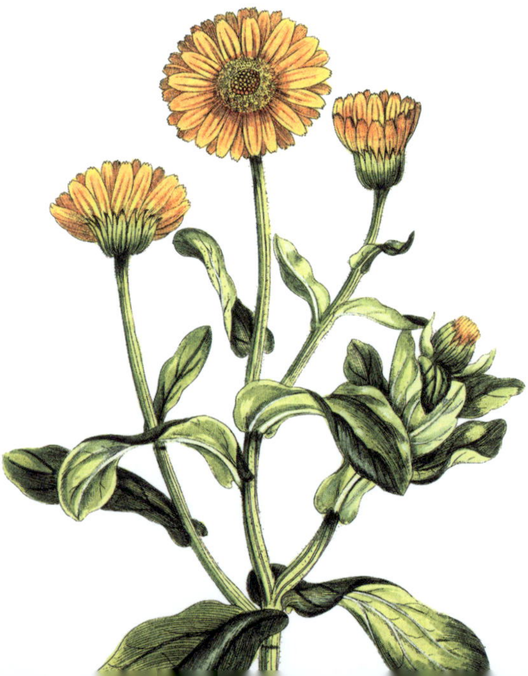

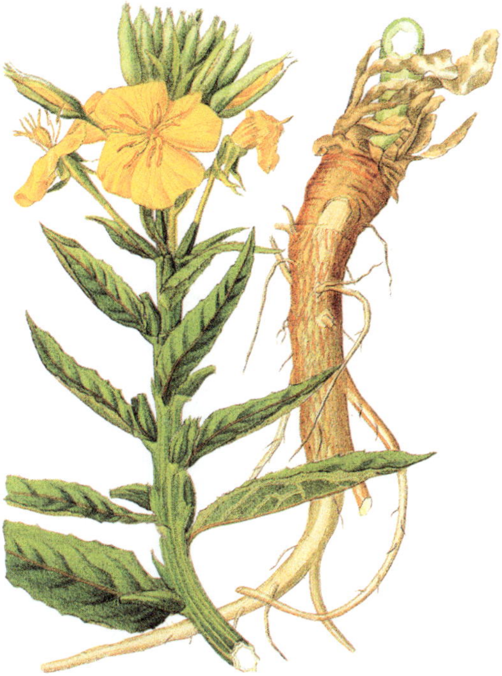

Nachtkerze
Oenothera biennis

Das aus den Samen der Nachtkerze gewonnene Öl enthält die ungesättigten Fettsäuren Linolsäure und Gamma-Linolensäure, die wichtig für den Aufbau und die Regeneration der Hautbarriere sind: Sie wirken entzündungshemmend und können Juckreiz, Rötungen und Schuppenbildung bei trockener oder gereizter Haut mildern. Besonders bei Neurodermitis hat sich Nachtkerzenöl bewährt. Äußerlich angewendet, trägt man das Öl pur oder als Bestandteil von Cremes und Lotionen auf. Zur inneren Anwendung können täglich 4–6 g Nachtkerzenöl beispielsweise in Form von Kapseln eingenommen werden – über einen Zeitraum von mehreren Monaten, um den Fettsäurehaushalt langfristig auszugleichen.

Walnussblätter
Juglans regia

Sie sind ein bewährtes Mittel gegen Hautprobleme. Reich an Gerbstoffen, haben sie eine abdichtende Wirkung auf Haut und Schleimhäute, was diese widerstandsfähiger gegen äußere Reize macht. Die Pflanzenwirkstoffe der Walnuss, die für die Schwarzfärbung der Blätter, der unreifen Früchte und letztlich auch für den dunkel gefärbten Nussschnaps verantwortlich sind, weisen zudem antimikrobielle Eigenschaften auf. Zur äußeren Anwendung eignen sich Umschläge und Teilbäder. Walnussblätter sind gut verträglich, sollen jedoch nicht für Mundspülungen verwendet werden, da sie dunkle Verfärbungen auf den Zähnen hinterlassen können. Für Umschläge 10 g der Blätter mit 500 ml kochendem Wasser überbrühen, 5 Minuten ziehen lassen und in abgekühltem Zustand auf die betroffenen Stellen auflegen.

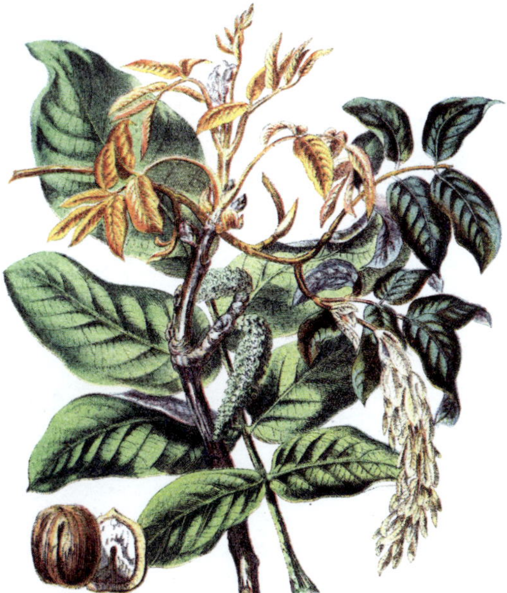

Eiche
Quercus sp.

Seit der Antike weiß man: Eichenholz ist besonders widerstandsfähig, und diese Eigenschaften lassen sich auch für die Haut nutzen. Die zusammenziehende Wirkung der Eichenrinde ist vielseitig. Sie versiegelt die Haut, lindert Juckreiz, wirkt entzündungshemmend sowie antibakteriell, antiviral und pilzhemmend. Diese Eigenschaften verdankt sie insbesondere ihrem hohen Gerbstoffgehalt. Durch ihre abdichtenden Effekte schützt die Eichenrinde Haut und Schleimhäute vor äußeren Reizungen und unterstützt die Heilung von Wunden und Hautirritationen. Eichenrinde zeigt besonders gute Ergebnisse bei der Anwendung als Umschlag für akute Ekzeme und Juckreiz, in der Behandlung von Windeldermatitis und als Sitzbad bei Beschwerden wie Hämorrhoiden. Ein Sitzbad empfiehlt sich mit einer Konzentration von 5 g Eichenrinde pro Liter Wasser, für Umschläge nimmt man 20 g Eichenrinde pro Liter. Die Rinde muss immer kurz aufgekocht werden, um die Wirkstoffe freizusetzen.

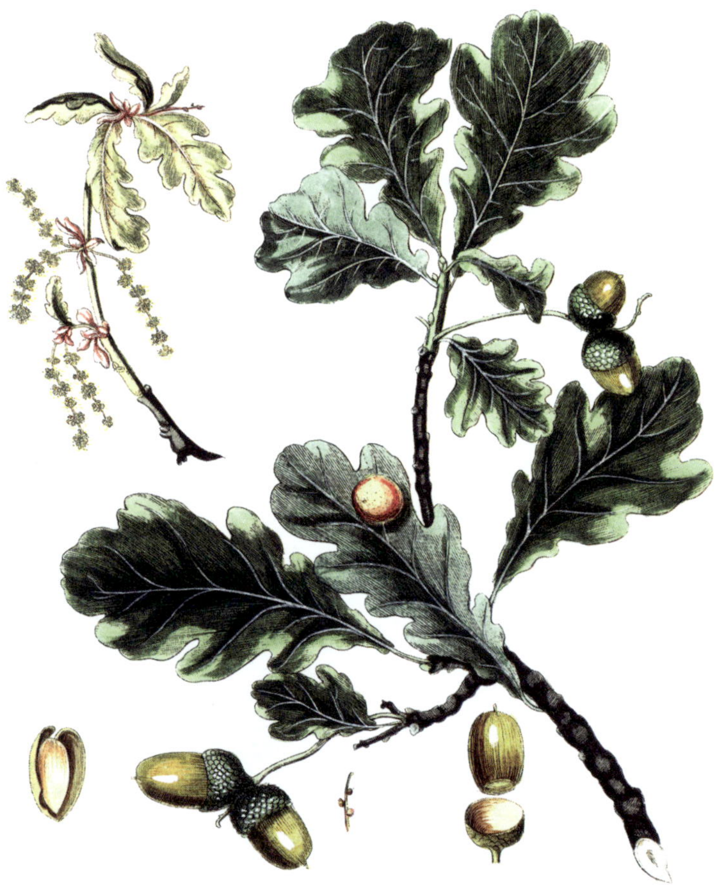

Rezept

Salbe zur Wundheilung

Zutaten
5 g Ringelblumenblüten
200 ml Mandelöl
10 g Johanniskrautöl
(siehe Rezept rechts)
5 g Bienenwachs

Zubereitung
Ringelblumenblüten mit dem Mandelöl übergießen und 2 Wochen stehen lassen. Danach abfiltrieren und 35 g vom Ringelblumenöl, 10 g Johanniskrautöl und das Bienenwachs langsam gemeinsam erhitzen. Sobald das Wachs geschmolzen ist, die Salbe in einen dunklen Glastiegel abfüllen und lichtgeschützt lagern.

Sitzbad bei Hämorrhoiden

Zutaten
20 g Eichenrinde
1 l Wasser

Zubereitung
20 g Eichenrinde mit 1 Liter kaltem Wasser übergießen und 1 Stunde stehen lassen. Anschließend etwa 15 Minuten lang aufkochen und die gewonnene Lösung abfiltrieren.
Bei Hämorrhoiden 2- bis 3-mal täglich das Sitzbad jeweils 10 Minuten lauwarm durchführen.
Bei nässenden Ekzemen oder leicht juckender Haut kann die Abkochung in abgekühltem Zustand auch als Umschlag aufgelegt werden.

Traditionelles Johanniskrautöl

Zutaten
frische, leicht angedrückte Johanniskrautblüten
Oliven- oder Mandelöl

Zubereitung
Ein leeres Glasgefäß zu zwei Dritteln mit frischen, leicht angedrückten Blüten füllen und mit dem Oliven- oder Mandelöl aufgießen (ca. 20 g Blüten pro 100 ml Öl). In den ersten Tagen nur mit einem Tuch abdecken, erst danach gut verschließen. Für 3–4 Wochen an einen sonnigen Platz stellen, anschließend abfiltrieren. Kühl, dunkel und gut verschlossen lagern, idealerweise in einer dunklen Glasflasche.

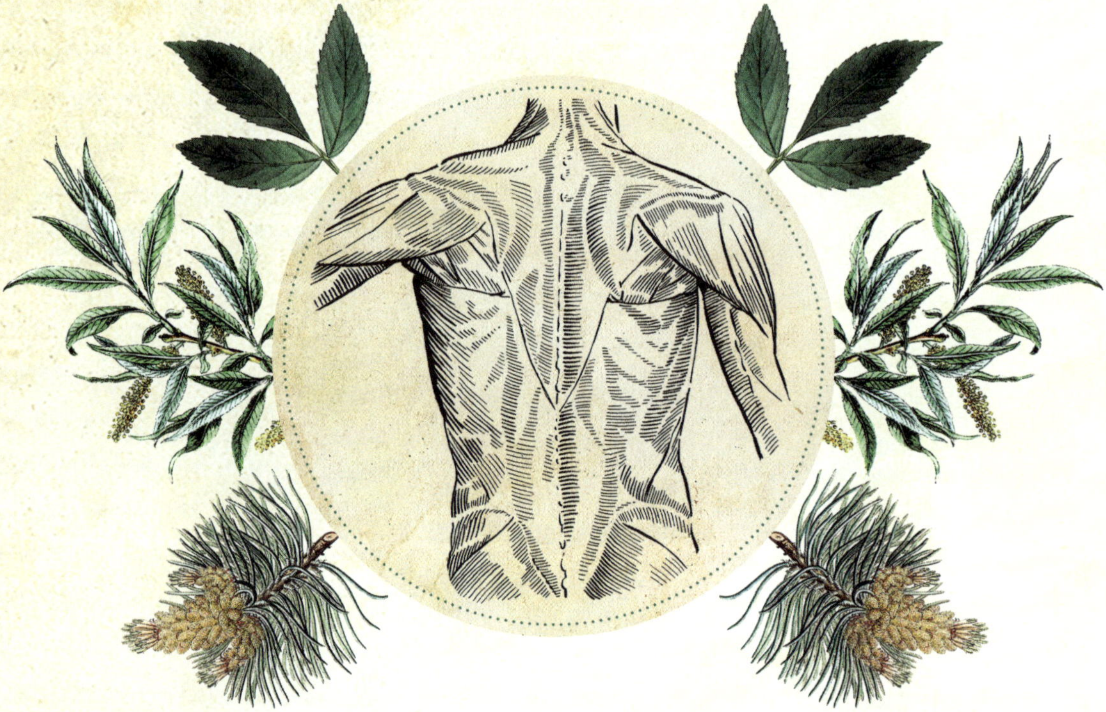

Der Rücken und seine Pflanzen

Multitalent Rücken: Er stützt, schützt, hält uns aufrecht und ermöglicht gleichzeitig maximale Beweglichkeit. Kein Wunder, dass er besonders anfällig für Beschwerden ist. Doch Esche und Kartoffel können helfen.

Rückgrat zu beweisen, steht für die hohe innere Stärke, selbst in schwierigen Situationen und bei Widerstand für seine Überzeugungen einzustehen. Ein stimmiges Bild für unseren Rücken, der das zentrale Stütz- und Bewegungszentrum unseres Körpers bildet. Doch er trägt nicht nur unser Körpergewicht, sondern ermöglicht durch das Zusammenspiel von Wirbelsäule, Bandscheiben, Muskeln und Bändern unsere aufrechte Haltung sowie flexible Bewegungen in alle Richtungen. Dabei erfüllt er eine doppelte Funktion: Stabilität und Schutz einerseits, Beweglichkeit andererseits. Verfeinert wird die Leistung des Rückens durch weitere Mitspieler im Körper: Zwischen den Wirbeln liegen die Bandscheiben, die wie elastische Puffer wirken, Belastungen abfedern und Bewegungen geschmeidig machen.

Umgeben wird die Wirbelsäule von einem komplexen Netzwerk aus Muskeln und Sehnen, das den Rücken stabilisiert und zugleich feinste Bewegungen koordiniert. Dieses Zusammenspiel sorgt dafür, dass wir uns beugen, drehen, strecken und dennoch aufrecht bleiben können. Es ist eine erstaunliche Balance zwischen Kraft und Flexibilität.

Rückenschmerzen zählen heute zu den häufigsten gesundheitlichen Beschwerden. Sie entstehen nicht nur durch Verletzungen oder Erkrankungen, sondern oft durch einseitige Belastungen, Bewegungsmangel oder eine schwache Muskulatur. Langes Sitzen, falsche Körperhaltungen oder monotone Bewegungsabläufe können die Wirbelsäule überlasten und schmerzhafte Verspannungen verursachen. Auch psychische Faktoren wie Stress verstärken diese Beschwerden, da Anspannung häufig unmittelbar auf die Rückenmuskulatur wirkt.

All diesem vorzubeugen, funktioniert am besten über eine starke, ausgewogene Muskulatur. Besonders die tief liegenden Rumpf- und Rückenmuskeln stabilisieren die Wirbelsäule und schützen vor Fehlbelastungen. Regelmäßige, abwechslungsreiche Bewegung – Spazierengehen, gezieltes Rückentraining, moderater Kraftsport – hält Muskeln und Gelenke elastisch und versorgt Bandscheiben und Wirbel mit Nährstoffen. Auch Abwechslung im Alltag ist entscheidend: Wer lang sitzt, sollte öfter aufstehen, dehnen oder kurze Wege zu Fuß gehen.

Apropos Sitzen: Ein ergonomischer Arbeitsplatz, angepasst an Körpergröße und Arbeitsweise, entlastet Wirbelsäule und Schultern. Ebenso wichtig sind bewusstes Heben und Tragen: aus den Knien heraus, dicht am Körper und ohne ruckartige Drehbewegungen. Schon kleine Verhaltensänderungen können hier große Wirkung zeigen. Indirekt unterstützt Ernährung die Rückengesundheit, indem sie Knochen, Muskeln und Bindegewebe mit wichtigen Nährstoffen versorgt. Magnesium und Kalzium tragen zur Funktion von Muskeln und Knochen bei, Vitamin D fördert die Stabilität des Skeletts. Auch entzündungshemmende Pflanzenstoffe, etwa aus Weidenrinde oder Weihrauch, können bei chronischen Beschwerden lindernd wirken.

Ein gesunder Rücken braucht also ein Zusammenspiel aus Bewegung, Ernährung, bewusster Haltung und Entspannung. Wer diese Faktoren im Alltag integriert, kann Rückenschmerzen wirksam vorbeugen und die Beweglichkeit seines Rückens langfristig erhalten.

Esche
Fraxinus excelsior

Die Esche wird für ihre entzündungshemmende und schmerzlindernde Wirkung geschätzt. Traditionell wird dazu die Bastrinde, also die Rinde unter der äußeren Borke, verwendet. Daraus bereitet man Tees oder Tinkturen. Die Esche enthält ähnlich wie die Weidenrinde Salicinverbindungen, die entzündungs- und schmerzhemmend wirken. In Untersuchungen zeigte ein wässriger Extrakt aus Eschenrinde nicht nur entzündungshemmende und schmerzstillende Eigenschaften, sondern auch eine hemmende Wirkung auf die AMP-Phosphodiesterase, ein Enzym, das an Entzündungsprozessen beteiligt ist. Diese Wirkung erklärt, warum Eschenrindenextrakte bei rheumatischen Beschwerden und Gelenkentzündungen lindernd eingesetzt werden können.

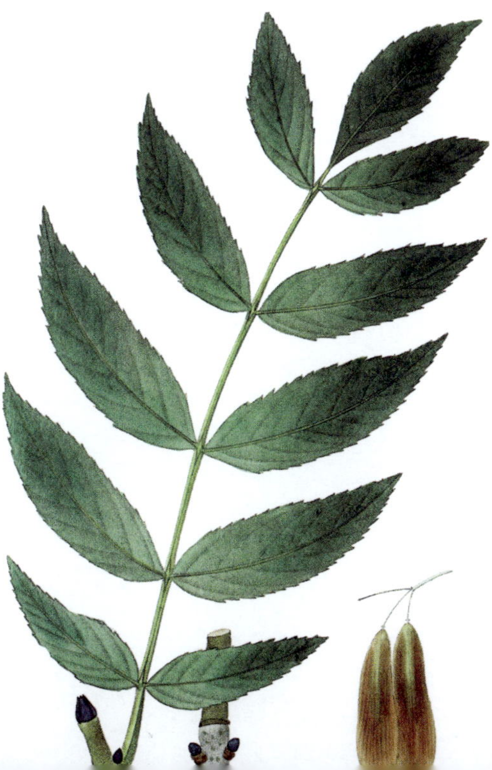

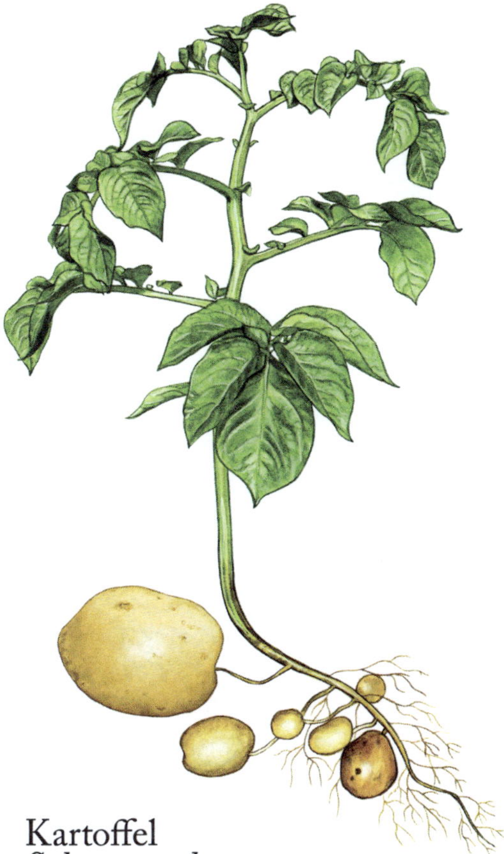

Kartoffel
Solanum tuberosum

Die Kartoffel kam im 18. Jahrhundert aus Südamerika in den Alpenraum. Schon früh entdeckten Menschen ihre medizinischen Anwendungen. In der alpinen Volksmedizin wird die Kartoffel bei Gelenkschmerzen und rheumatischen Beschwerden eingesetzt: Gekochte Kartoffeln werden zerdrückt und als heißer Breiumschlag oder warme Wickel bei chronischen Muskel- und Gelenksschmerzen aufgelegt, besonders auf Schulter, Knie oder am Rücken. In manchen Regionen, etwa in Osttirol, werden warme Kartoffelwickel auch bei Gicht oder Nervenentzündungen angewendet. Bei einem Tennisarm legt man traditionell über Nacht in Scheiben geschnittene rohe Kartoffeln auf, um Schmerzen und Entzündungen zu lindern.

Weidenrinde
Salix sp.

Viele Jahrhunderte war Weidenrinde im Alpenraum eines der wenigen verfügbaren natürlichen Schmerz- und Fiebermittel und dementsprechend populär – gerade bei Rheuma, Gicht und Rückenschmerzen. Die Leber wandelt die Wirksubstanzen der Weidenrinde zur Salicylsäure um, und diese hemmt die Produktion diverser Stoffe, die Fieber, Entzündungen und Schmerzen auslösen. Untersuchungen zeigten die besten Ergebnisse mit Extrakten und einer Tagesdosis zwischen 120 und 240 mg Salicin. Man kann Weidenrinde auch als Tee zubereiten – nötig ist eine ausreichend hohe Tagesdosierung von 8–15 g Weidenrinde, aufgeteilt auf 3–4 Tassen Tee pro Tag. Hierzu die Rinde in kaltem Wasser ansetzen, dann kurz aufkochen und 10 Minuten ziehen lassen.

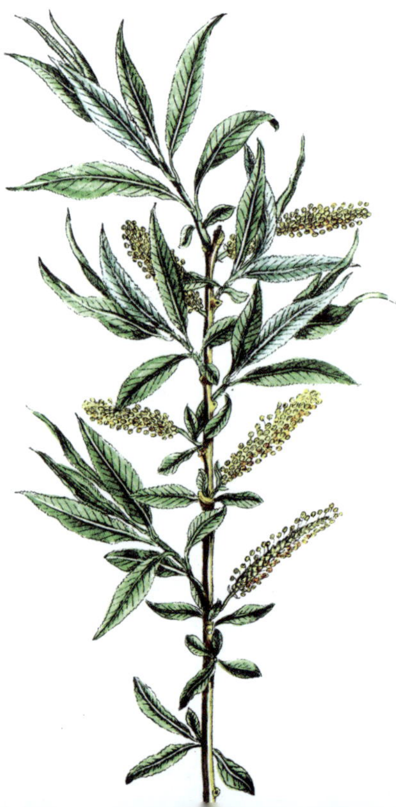

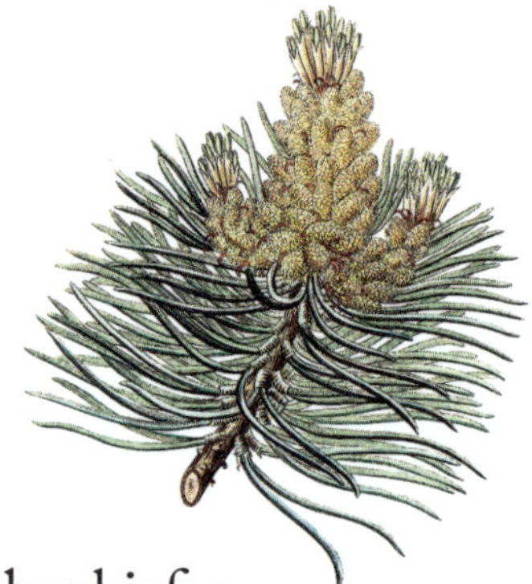

Latschenkiefer
Pinus mugo

Das in der Latsche enthaltene ätherische Öl regt die Durchblutung der Haut an und verbessert so die Versorgung des darunterliegenden Gewebes. Dadurch wird die Regeneration der Muskulatur gefördert, und Verspannungen können sich lösen. Einige Inhaltsstoffe wirken zudem leicht entzündungshemmend und tragen auch auf diese Weise zur Linderung von Muskel- und Gelenkbeschwerden bei. Traditionell werden aus den Zweigen und Zapfen der Latsche Tinkturen zur Einreibung hergestellt, oder man versetzt Salben mit dem ätherischen Öl. Der frische, harzige Duft wirkt zugleich belebend und entspannend und verleiht Anwendungen mit Latschenkiefer eine wohltuende Wirkung auf Körper und Geist.

Weihrauch
Boswellia serrata

Die Heimat des Weihrauchharzes erstreckt sich von Ostafrika über die Arabische Halbinsel bis nach Indien. Besonders der Indische Weihrauch hat in der Heilkunde eine jahrtausendealte Tradition. Neuere Studien zeigen positive Effekte vor allem bei Rückenschmerzen, rheumatischen Beschwerden und chronisch entzündlichen Erkrankungen. Die im Harz enthaltenen Boswelliasäuren hemmen die körpereigene Produktion entzündungsfördernder Botenstoffe und regulieren so Entzündungen und lindern Schmerzen. Innerlich angewendet empfehlen sich Extrakte mit einer Tagesdosis von 300–500 mg, 2- bis 3-mal täglich eingenommen.

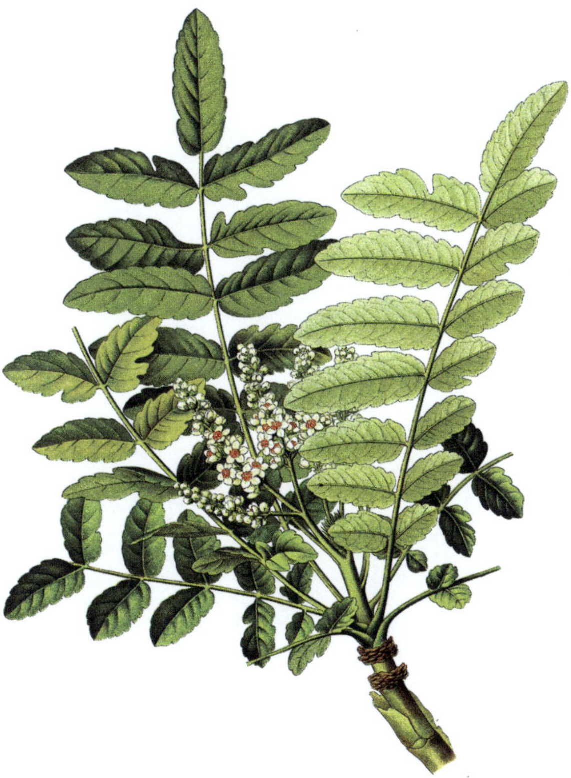

Rezept

Kartoffelwickel bei Rückenschmerzen

Zutaten
6 mittelgroße Kartoffeln

Zubereitung
Die ungeschälten Kartoffeln weich kochen, noch warm in die Mitte eines dünnen Stofftuchs geben, vollständig umwickeln und sie dann von außen zu einem Brei zerdrücken. Den Wickel auf die betroffene Stelle legen, mit einem zweiten Tuch fixieren. Bei Rückenschmerzen, rheumatischen Schmerzen und Verspannungen 1- bis 2-mal täglich auflegen. Vorsicht, nicht zu heiß anwenden: Die Wärme muss sich angenehm anfühlen!

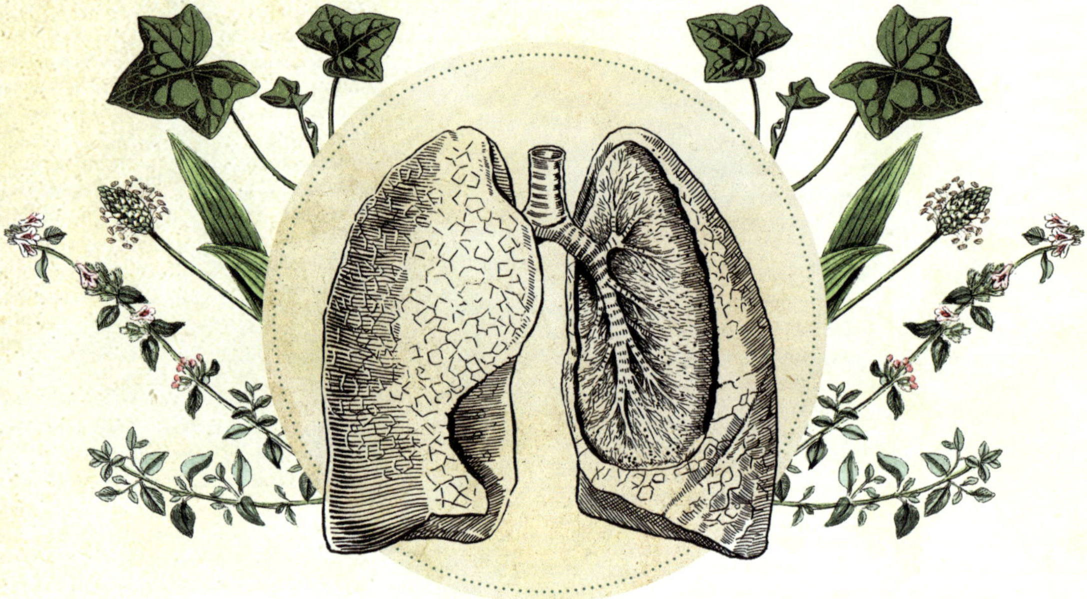

Die Lunge und ihre Pflanzen

Sie versorgt unsere Organe über das Blut mit Sauerstoff und transportiert schädliches Kohlendioxid beim Ausatmen ab. Wie Thymian, Efeu oder Eibisch die Lunge in ihrer lebenswichtigen Aufgabe stärken.

Pro Tag atmen wir etwa 20.000 Mal ein und aus. Fragt sich: Warum eigentlich? Mit dem lebensnotwendigen Sauerstoff aus der eingeatmeten Luft werden über das Blut unsere Organe versorgt. Gleichzeitig wird über den sogenannten Gasaustausch Kohlendioxid, ein Nebenprodukt des Stoffwechsels, abgegeben. Die Lunge ist jenes lebenswichtige Organ, das verantwortlich ist für den reibungslosen Ablauf dieses Vorgangs. Für den Gasaustausch sind die Lungenbläschen zuständig, die kleinsten Einheiten der Lunge. Sie bilden traubenförmige Strukturen an den Enden der feinsten Verzweigungen der Bronchien. Die Bronchien bilden mit Kehlkopf, Luftröhre und Lunge die unteren Atemwege, während Nase, Nasennebenhöhlen und der Rachenraum zu den oberen Atemwegen zählen.

Neben dem gewünschten Sauerstoff, den wir konstant einatmen, können auch Krankheitserreger, Staub oder Allergene in die Lunge gelangen. Um diese schnellstmöglich wieder loszuwerden, besitzt der Körper unterschiedlichste Selbstreinigungsmechanismen. Der wichtigste ist das sogenannte Flimmerepithel, das die gesamte Lunge auskleidet.

Das Flimmerepithel besteht aus unzähligen Flimmerhärchen, den sogenannten Zilien, die wie eine Art Teppich aus kleinsten Härchen auf der Schleimhaut der Atemwege liegen. In den Atemwegen produzieren spezialisierte Schleimzellen Schleim, der Schadstoffe bindet; die Flimmerhärchen befördern ihn dann nach außen. Durch koordinierte Bewegungen in Richtung des Rachens wird dieser Schleim von der Lunge wegtransportiert, geschluckt und im Magen neutralisiert.

Dieser gesamte Reinigungsprozess, der mithilfe der Flimmerhärchen erfolgt, wird als mukoziliäre Clearance bezeichnet. Wenn Fremdkörper die Größe von Staubkörnern überschreiten oder wenn festsitzender Schleim die selbstreinigenden Mechanismen überfordert, tritt Husten als schützende Reaktion des Körpers auf. Husten zielt darauf ab, die Atemwege mechanisch von Schleim, Fremdkörpern oder Reizstoffen zu befreien.

In diesem Kontext spielen schleimlösende und reizlindernde Heilpflanzen eine wichtige Rolle. Während Spitzwegerich oder Eibisch gereizte Schleimhäute in der Kehle und im Rachen beruhigen, gibt es eine Reihe von Heilpflanzen, die direkte Wirkungen in der Lunge ausüben: Schlüsselblume und Efeu beispielsweise enthalten Saponine, die die Selbstreinigungsfunktion der Lunge unterstützen. Thymian und Latsche enthalten ätherische Öle, die die Konsistenz des Schleims verändern und die Beweglichkeit der Flimmerhärchen in den Atemwegen fördern.

Die Volksmedizin wendet Heilpflanzen oft in Form von Sirupen an. Dass dies nicht nur traditionelles Wissen ist, sondern auch eine rationale Grundlage hat, zeigen neuere Untersuchungen. Diese legen nahe, dass der hohe Zuckergehalt einen Teil zur schleimlösenden und reizlindernden Wirkung beiträgt. Der süße Geschmack des Zuckers führt reflektorisch zu einer vermehrten Sekretbildung in der Lunge, was festsitzenden Schleim leichter verflüssigt und dessen Abtransport erleichtert. Gleichzeitig umhüllt der Zucker freiliegende Hustenrezeptoren und schützt diese vor weiterer Reizung. All dies unterstützt die Funktion der Lunge – damit wir auch morgen wieder 20.000 Mal kräftig ein- und ausatmen können.

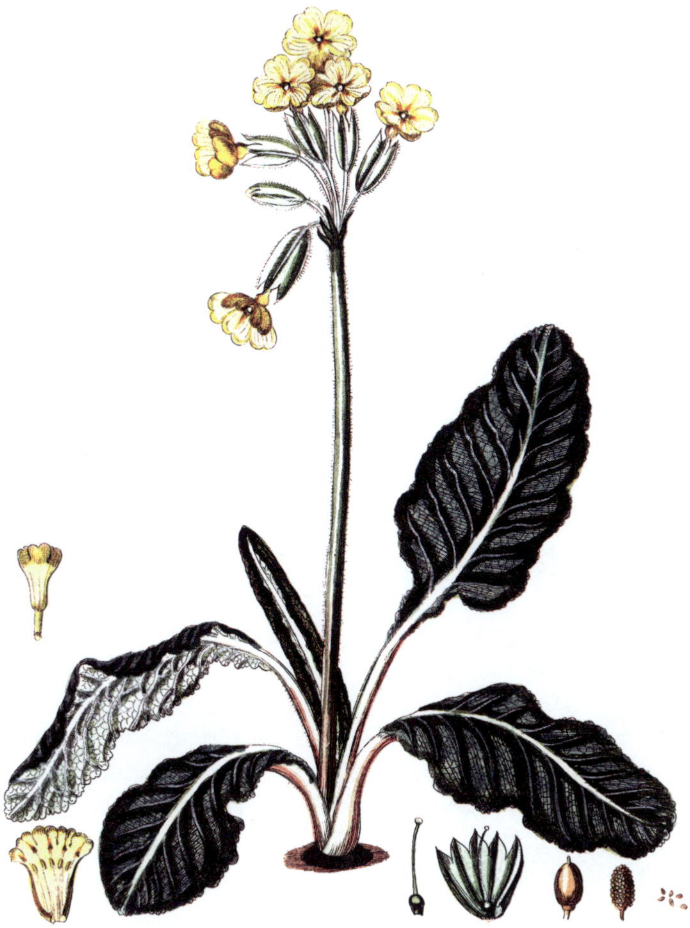

Schlüsselblume
Primula elatior & Primula veris

In der Kräuterkunde werden sowohl die leuchtend gelben Blüten als auch die Wurzel der Schlüsselblume bei verschleimten Atemwegen verwendet. Die Saponine, die zu drei bis zehn Prozent in der Wurzel und in etwas geringerer Konzentration in den Blüten enthalten sind, steigern über den Vagusnerv die Produktion von schleimlösenden Sekreten in den Bronchien. Vor allem bei chronischem Husten und dem sogenannten Altershusten hat sich die Schlüsselblume auch im klinischen Alltag bewährt. Für die Tagesdosierung verwendet man 3-mal täglich 1 TL (1 g) der getrockneten Blüten oder ½ TL (0,5 g) der getrockneten Wurzel als Tee.

Efeu
Hedera helix

Der in der alpinen Volksheilkunde schon seit längerem bei verschleimten Atemwegen verwendete Efeu gehört mittlerweile zu den bestuntersuchten Hustenmitteln überhaupt. Die enthaltenen Saponine sorgen für vermehrte Flüssigkeitsproduktion in den Bronchien, wodurch sich der zähe Schleim verflüssigt und leichter abtransportieren lässt. Efeu wirkt zusätzlich krampflösend in der Lunge.

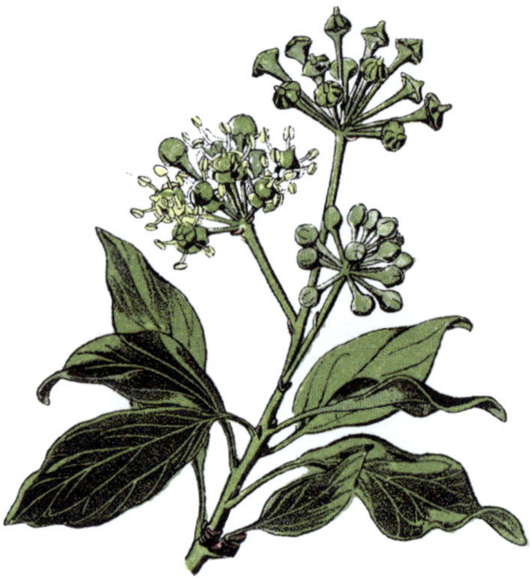

Efeuextrakte gelten als sehr gut untersucht und wurden hinsichtlich Effektivität und Verträglichkeit in mehreren klinischen Studien ausgiebig getestet, sogar bei Kindern. Efeu wird heutzutage oft in Form von Tropfen oder Sirup eingesetzt, um bei Husten die Schleimlösung zu unterstützen. Als Tee wird er kaum noch verwendet, da die empfohlene Dosierung von 0,5 g Blättern pro Tasse kaum einzuhalten ist. Gleichzeitig erhöht ein Übermaß an Efeublättern die Wahrscheinlichkeit, dass einem übel wird.

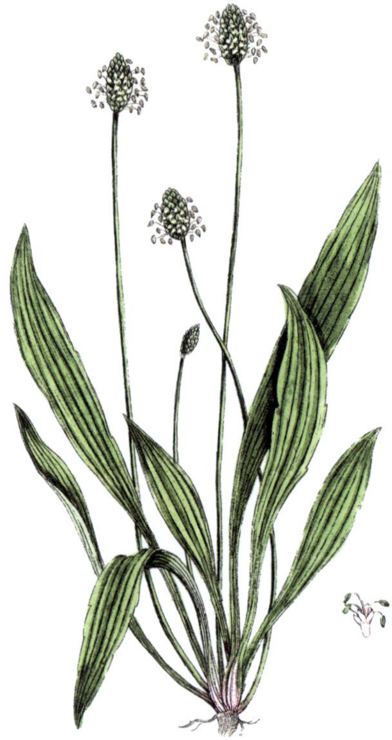

Spitzwegerich
Plantago lanceolata

Spitzwegerich verwendet man schon seit Jahrhunderten zur Therapie von Husten. Die Blätter wirken reizmildernd, entzündungshemmend und antibakteriell. Diese Wirkungen werden den sekundären Pflanzenstoffen Aucubin und Catalpol sowie den enthaltenen Schleimstoffen zugeschrieben, die in Studien auch immunstimulierende Effekte zeigen. Mittlerweile konnte man die antibakterielle Wirkung eindeutig dem aus Aucubin entstehenden Aucubigenin zuordnen. Allerdings unterbindet heißes Wasser den hierfür nötigen enzymatischen Prozess, wodurch die antibakterielle Wirkung im Tee fehlt. Möglicherweise ist das der Grund dafür, warum die alpine Volksmedizin jahrhundertelang auf den kalt ausgezogenen Schichtsirup setzt.

Latschenkiefer
Pinus mugo

Hauptverantwortlich für die günstigen Wirkungen der Latschenkiefer ist das ätherische Öl. Dieses wirkt schleimlösend und erleichtert das Abhusten. Beide Effekte erreicht man sowohl bei der innerlichen Anwendung als auch durch das Auftragen eines Brustbalsams oder durch Inhalation (für Asthmatiker und bei Keuchhusten ist diese Anwendung nicht geeignet!). Aus Latschensprossen lassen sich, ähnlich wie aus Fichtensprossen, auch Schichtsirupe gewinnen, so wie den in Vorarlberg bekannten »Adlabros« (siehe Seite 71).

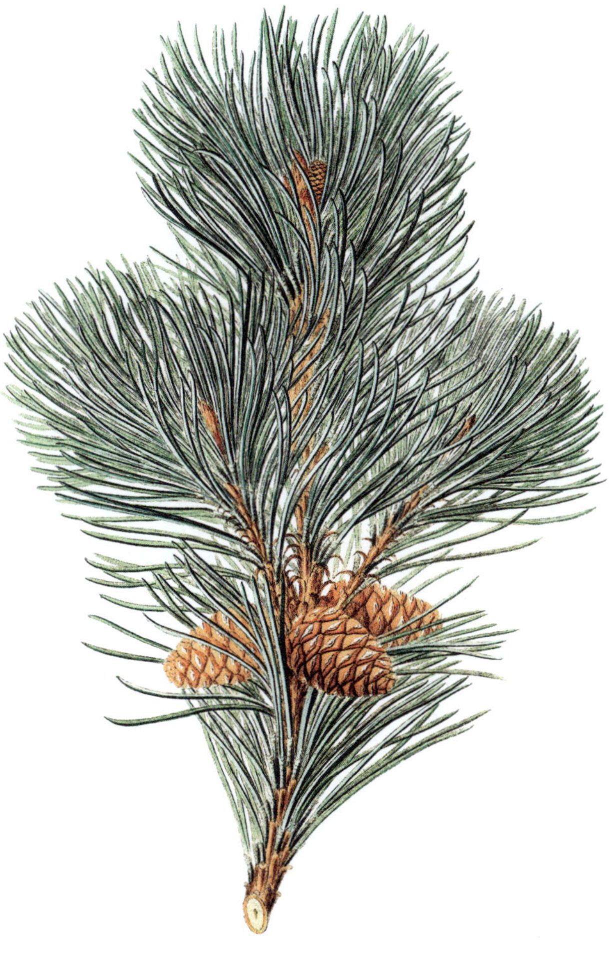

Eibisch
Althaea officinalis

Ein Malvengewächs mit langer Tradition als Mittel bei Husten und Heiserkeit. Seine Blätter und Wurzeln enthalten reichlich Schleimstoffe, die sich wie ein schützender Film über gereizte Schleimhäute legen und so trockenen, kratzenden Husten lindern. Besonders die Wurzel ist reich an diesen Inhaltsstoffen und eignet sich, neben den Blättern, für Tees, Säfte oder Sirupe. Damit sich die Schleimstoffe gut lösen, die zerkleinerte Wurzel mit kaltem Wasser ansetzen und eine Stunde ziehen lassen – heißes Wasser würde die Wirkung mindern. Die Blätter können hingegen auch als Heißauszug zubereitet werden. Nur sollte er, wie alle schleimstoffhaltigen Pflanzen, mit etwas Abstand zu anderen Arzneien eingenommen werden, da er deren Aufnahme im Körper verzögern kann.

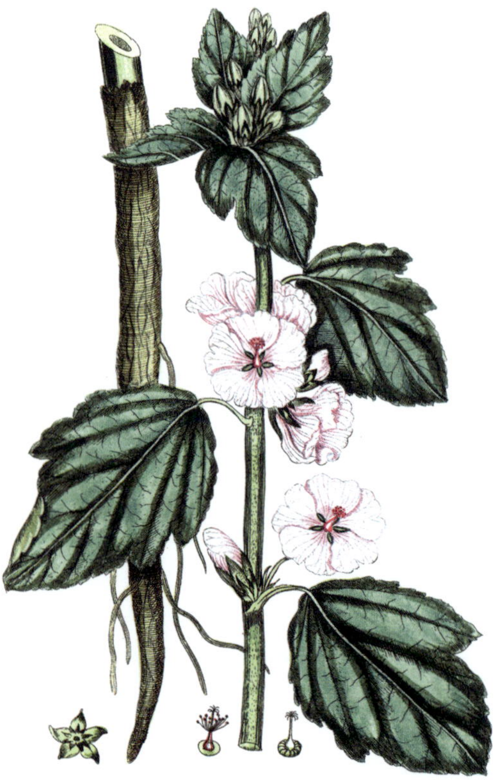

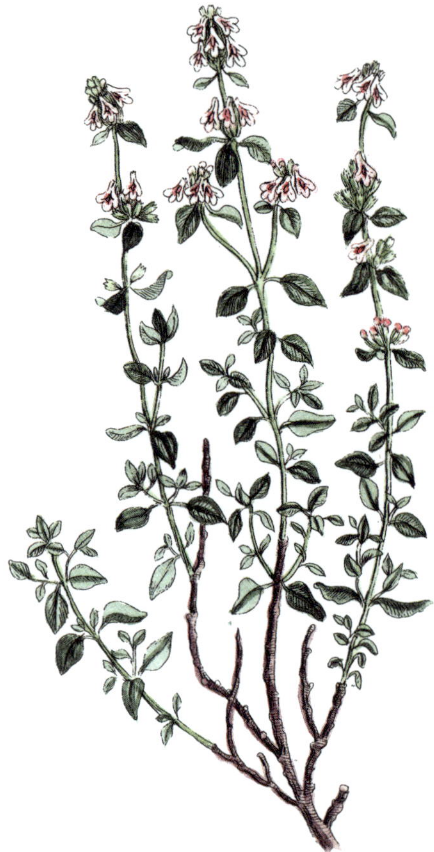

Echter Thymian
Thymus vulgaris

Thymian wirkt ähnlich wie Efeu schleimlösend und krampflösend in den Bronchien, darüber hinaus aber auch leicht antibakteriell. Diese Wirkungen werden vor allem dem enthaltenen ätherischen Öl mit Thymol und Carvacrol zugesprochen. Aufgrund dieser Inhaltsstoffe eignet sich Thymian, ob als Tee, Saft, Brustbalsam oder Erkältungsbad, sowohl bei akuten krampfhaften Hustenattacken als auch bei chronisch verschleimten Atemwegen. Für die gewünschte Wirkung muss Thymian ausreichend hoch dosiert werden:
Die empfohlene Tagesmenge liegt bei 4,5 g beziehungsweise bei mehrmals täglicher Anwendung bei je 2 TL getrocknetem Thymiankraut pro Tasse Tee.

Rezept

Vorarlberger Schichtsirup »Adlabros« bei Husten

Zutaten

1 Handvoll Latschenkiefersprossen
(alternativ: Fichtenwipfel oder Löwenzahnblüten)
200 g Zucker

Zubereitung

Die Latschenkiefersprossen werden abwechselnd mit einer Schicht Zucker in ein leeres Marmeladeglas gefüllt. Jede Schicht sollte etwa 1 cm hoch sein. Das Glas bis zum Rand anfüllen und andrücken. Im Kühlschrank bildet sich innerhalb von 3 Wochen ein Sirup, der anschließend in saubere Gläser gefüllt wird. Kühl gelagert, liegt die Haltbarkeit bei etwa 3 Monaten.

Der Sirup lindert, teelöffelweise eingenommen, Erkältungskrankheiten mit Husten und Heiserkeit. Dieses Rezept stammt aus einer Zeit, als es noch keine Kühlschränke gab. Damals wurde das Glas mindestens 20 cm tief in der Erde eingegraben, bei Husten wurde der sogenannte Erdkammernsirup ausgebuddelt und eingenommen. Je nach verfügbaren Heilpflanzen kann man den Sirup auch mit Spitzwegerichblättern, Fichtenwipfeln, Latschenkiefersprossen, Zwiebeln oder in Scheiben geschnittenen unreifen Zirbenzapfen zubereiten.

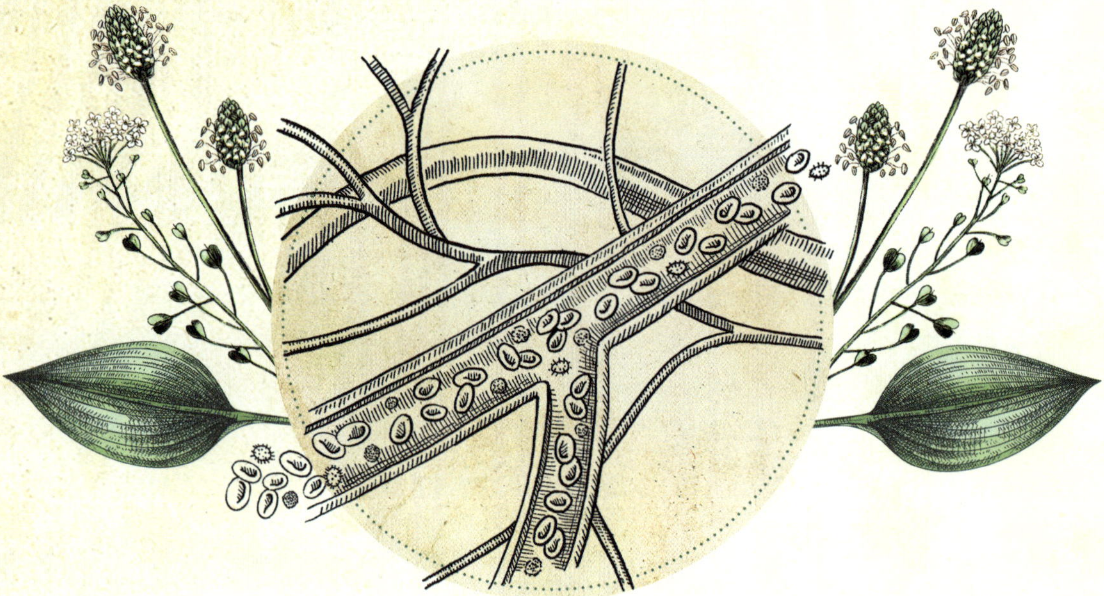

Das Blut und seine Pflanzen

Über zwei Millionen neue Blutzellen bildet unser Körper – und das pro Sekunde. Blut gilt als Symbol des Lebens. Wie es entsteht und welche Pflanzen ihm guttun.

Blut ist ein ganz besonderer Saft«, sagt Mephisto zu Faust; lange bevor Goethe im Jahr 1808 den ersten Teil seiner Tragödie veröffentlichte, galt Blut als Symbol des Lebens. Gebildet wird es im Knochenmark, das die Hohlräume im Inneren unserer Knochen ausfüllt. Dort reifen die Blutzellen heran; sobald sie funktionsfähig sind, werden sie in die Blutbahn entlassen. Reife Blutzellen haben eine kurze Lebensdauer – bei Blutplättchen beträgt sie zum Beispiel nur acht bis zwölf Tage. Der Verbrauch an Blutzellen ist durch den starken Verschleiß immens: Jede Sekunde verlieren wir über zwei Millionen Blutkörperchen, das Knochenmark muss unermüdlich Nachschub produzieren – und das tut es bei gesunden Menschen ganz exakt. Es werden genauso viele neue Zellen gebildet, wie zuvor verkümmert sind – nicht mehr und nicht weniger.

Das Blut versorgt unseren Körper kontinuierlich mit Sauerstoff und Nährstoffen. Es transportiert Kohlendioxid und Abfallstoffe ab, verteilt Hormone, reguliert die Temperatur und übernimmt eine Schlüsselrolle in der Immunabwehr, weil seine weißen Blutkörperchen und Antikörper ständig auf der Suche nach Eindringlingen wie Viren und Bakterien sind. Am Leben hält uns ein fein abgestimmtes Zusammenspiel aus roten und weißen Blutkörperchen, Plasmaproteinen und Gerinnungsstoffen. Das Herz ist dabei der Motor, der unser Blut mit Druck in das arterielle Gefäßsystem pumpt. Wie hoch dieser Druck ist, hängt von der Herzleistung, der Blutmenge pro Herzschlag, der Flüssigkeitsmenge in den Gefäßen sowie davon ab, wie weit und elastisch die Gefäße sind. So entsteht der Wert, den wir als Blutdruck messen.

Gerade in der kalten Jahreszeit zeigt sich, wie wichtig das Blut für unseren Körper ist. Es hilft dem Körper, Infektionen abzuwehren, liefert Energie trotz eisiger Temperaturen und schützt durch Wärmeregulation vor Kälte. Diese unermüdliche Arbeit gilt es zu unterstützen durch eine gesunde Lebensweise. Zentral ist dabei die Ernährung: Lebensmittel wie Grünkohl, Brokkoli und anderes grünes Blattgemüse, Hülsenfrüchte, Beeren und Nüsse sind reich an Eisen, Folsäure und Vitamin C, die die Bildung und Funktion der roten Blutkörperchen anregen. Eisen ist so essenziell, weil an ihm der eingeatmete Sauerstoff gebunden wird und dann über das Blut in die Organe und Zellen gelangt. Die Kombination mit Vitamin C, etwa in Zitrusfrüchten, verbessert die Aufnahme aus tierischen und pflanzlichen Quellen wie Spinat oder Nüssen. Das ebenfalls für die Blutbildung essenzielle Vitamin B12 findet man vor allem in Milchprodukten, Eiern, Rindfleisch, Hering und Leber.

Da Blut zu einem großen Teil aus Wasser besteht, können wir mit ausreichend Flüssigkeit die optimale Fließfähigkeit und eine gute Durchblutung unterstützen. Dabei helfen unter anderem auch Lebensmittel wie Ingwer, Knoblauch, Bärlauch, dunkle Schokolade oder Tomaten, weil sie die ebenfalls Fließeigenschaften des Blutes verbessern können. Dreißig Minuten Spazierengehen oder Radfahren am Tag regt die Bildung neuer Blutgefäße an und stärkt das Herz als zentrale Pumpe des Kreislaufsystems.

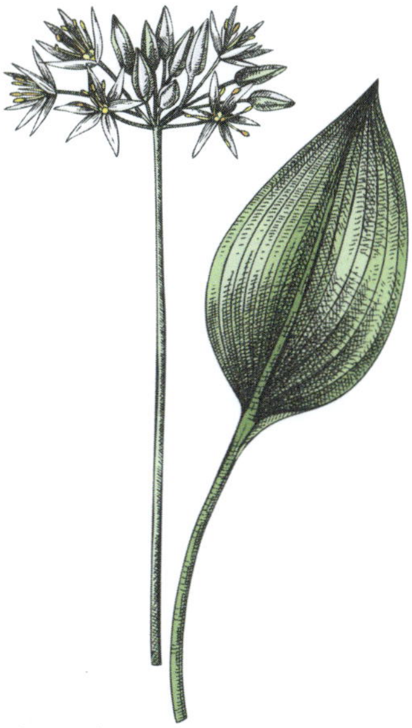

Bärlauch
Allium ursinum

Bärlauch, auch als wilder Knoblauch bezeichnet, ist ein Geschenk für das Herz-Kreislauf-System. Seine schwefelhaltigen Verbindungen – wie etwa Alliin – fördern die Fließeigenschaft des Blutes und können dazu beitragen, den Blutdruck zu regulieren und die Gefäße geschmeidig zu halten. Diese Eigenschaften machen ihn zu einem natürlichen Unterstützer der Herzgesundheit. Darüber hinaus wirkt Bärlauch antioxidativ und entzündungshemmend, wodurch er helfen kann, das Risiko von Herz-Kreislauf-Erkrankungen zu senken. Seine Inhaltsstoffe unterstützen den Körper dabei, überschüssiges Cholesterin abzubauen und die Arterien zu schützen, was der allgemeinen Gefäßgesundheit zugutekommt. Besonders schmackhaft und einfach zuzubereiten sind auch die Bärlauchkapern – siehe Rezept auf Seite 79.

Brennnessel
Urtica dioica

Mit ihrem vergleichsweise hohen Gehalt an bioverfügbarem Eisen unterstützt die Brennnessel den Körper gezielt bei der Bildung roter Blutkörperchen und trägt so zur besseren Sauerstoffversorgung des Gewebes bei. Zusätzlich enthält sie sekundäre Pflanzenstoffe wie Flavonoide, die die Wasserausscheidung fördern. Dadurch kann die Pflanze helfen, Stoffwechsel-Endprodukte besser auszuscheiden. Darüber hinaus wirken Inhaltsstoffe der Brennnessel entzündungshemmend, was sie zu einem natürlichen Helfer bei rheumatischen Beschwerden macht. Tees oder – wie Studien zeigen – 50 g gedünstete Brennnesselblätter täglich als Wildgemüse reichen aus, um entzündungshemmende Effekte zu erzielen.

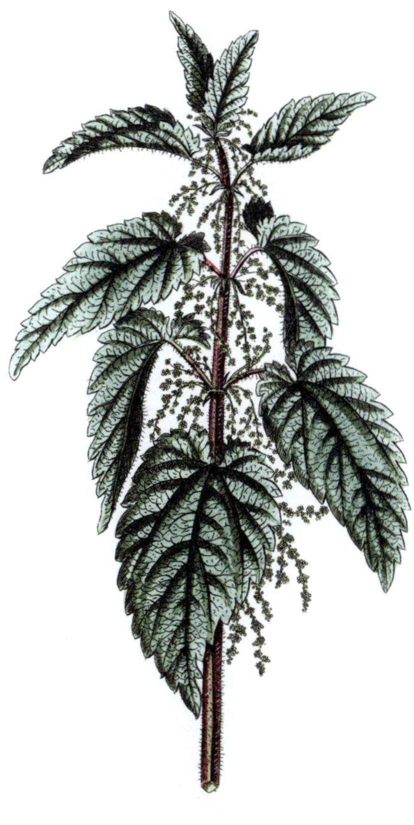

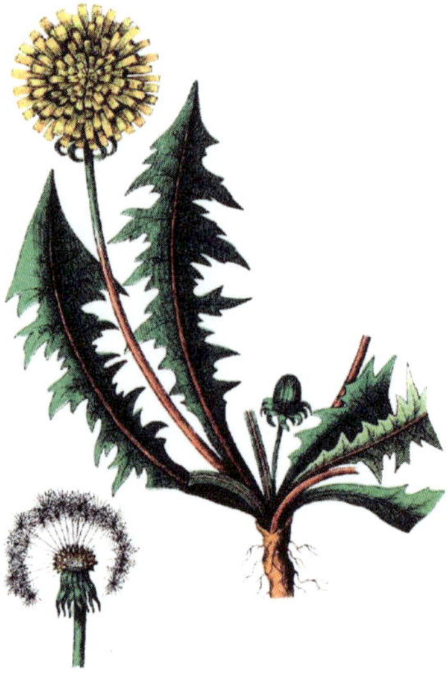

Spitzwegerich
Plantago lanceolata

Spitzwegerich, die unscheinbare Pflanze am Wegesrand, ist in der Naturheilkunde ein wahres Multitalent. Außer der Anwendung bei Husten sind seine Blätter für ihre antibakteriellen und reizlindernden Eigenschaften etwa nach Insektenstichen bekannt. Dafür sorgen seine Iridoide und Schleimstoffe. Traditionell wurden frische Spitzwegerichblätter früher auch direkt auf kleine Wunden gelegt, um Blutungen zu stoppen und die Heilung zu fördern. Allerdings fehlen bis heute umfassende wissenschaftliche Studien, die diese Effekte eindeutig bestätigen oder ihre Wirkweise erklären. Der Spitzwegerich bleibt damit vor allem ein Teil des Erfahrungsschatzes der Volksmedizin.

Löwenzahn
Taraxacum officinale

Löwenzahn ist tatsächlich ein wahres Kraftpaket für die Gesundheit. Vor allem auf seine Wurzel vertraut man in der Naturheilkunde seit Jahrhunderten. Gerade im Winter ist sie besonders reich an Nährstoffen, weil sich die Kraft der Pflanze in den Wurzelbereich zurückgezogen hat. Im Februar werden die Böden frostfrei, jetzt lässt sich die Wurzel gut ausgraben. Die enthaltenen Bitterstoffe, Inulin und Mineralstoffe regen den Stoffwechsel an, fördern die Ausscheidung überschüssiger Stoffe und unterstützen die innere Reinigung. Wissenschaftlich abgesichert sind diese Wirkungen noch nicht vollständig. Unbestritten ist jedoch der galletreibende Effekt der Blätter sowie wassertreibende Wirkung der Wurzel. Anwendung: 3-mal täglich je 2 TL der getrockneten Wurzel pro Tasse als Abkochung.

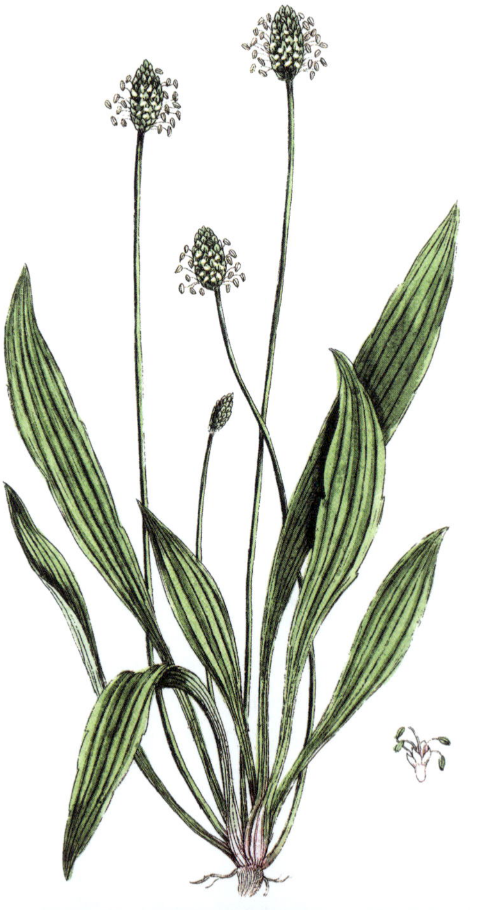

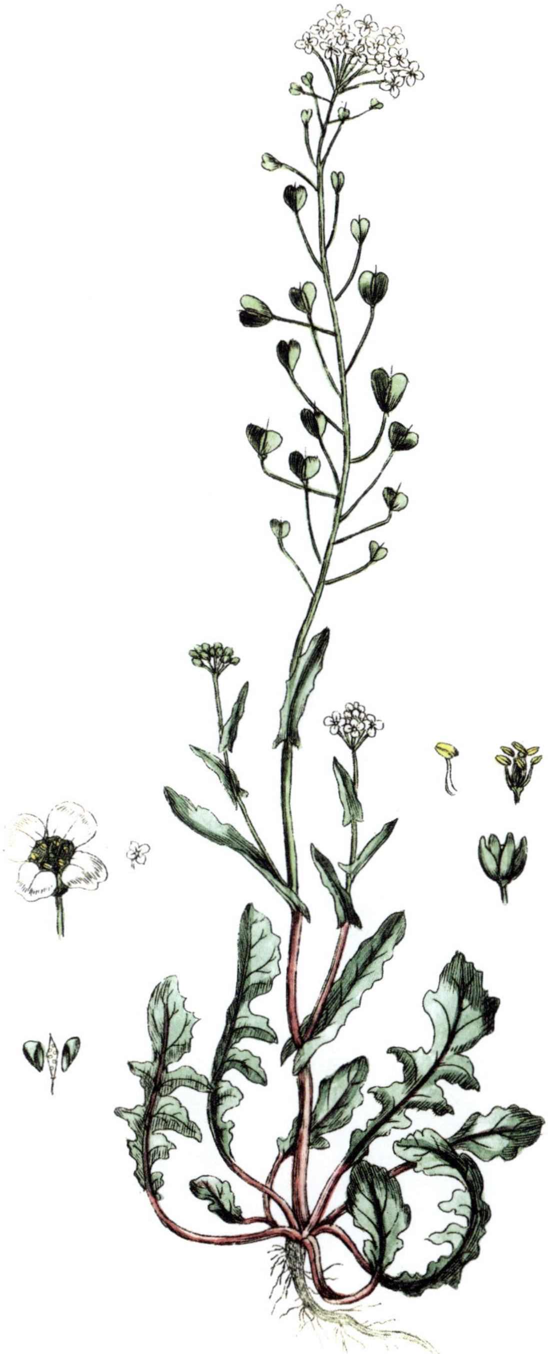

Hirtentäschel
Capsella bursa-pastoris

Auch das Hirtentäschel, eine weit verbreitete Pflanze, hat sich in der traditionellen Heilkunst einen festen Platz erarbeitet – und wird äußerlich bei kleineren Verletzungen als Blutungsstiller eingesetzt. Daneben kennt die alpine Volksmedizin die innere Anwendung bei zu starker Menstruationsblutung, die dank der zusammenziehenden und regulierenden Eigenschaften der Pflanze die Blutung verringern soll. Hierfür werden 2- bis 3-mal täglich je 1 EL des getrockneten Krauts pro Tasse verwendet. Trotz der langen Tradition dieser Anwendungen fehlt bis heute eine umfassende wissenschaftliche Bestätigung, die die genauen Mechanismen erklären.

Birkenblätter
Betula pendula

Birkenblätter sind ein traditionelles Heilmittel, das für seine reinigende Wirkung geschätzt wird. Besonders in der Naturheilkunde gelten die jungen, zarten Blätter der Birke, im Frühjahr gesammelt, und der aus dem Stamm gewonnene Birkensaft als unterstützend bei blutreinigenden und entschlackenden Therapien. Ihre wertvollen Inhaltsstoffe, darunter Flavonoide, Saponine und Gerbstoffe, sollen Leber und Nieren anregen und den Stoffwechsel fördern. Nach den Wintermonaten soll auf diese Weise der Körper nicht nur mit wichtigen Nährstoffen versorgt, sondern auch von schädlichen Stoffen, die sich angesammelt haben, befreit werden. Doch trotz ihrer langen Tradition und vieler Erfahrungsberichte ist die wissenschaftliche Erklärung für diese Wirkung bislang nicht vollständig. In der modernen Kräuterkunde verwendet man Birkenblätter aufgrund ihrer wassertreibenden Wirkung zur Durchspülungstherapie bei Harnwegsinfektionen; als Tee bis zu 3-mal täglich 2 TL Birkenblätter pro Tasse Wasser.

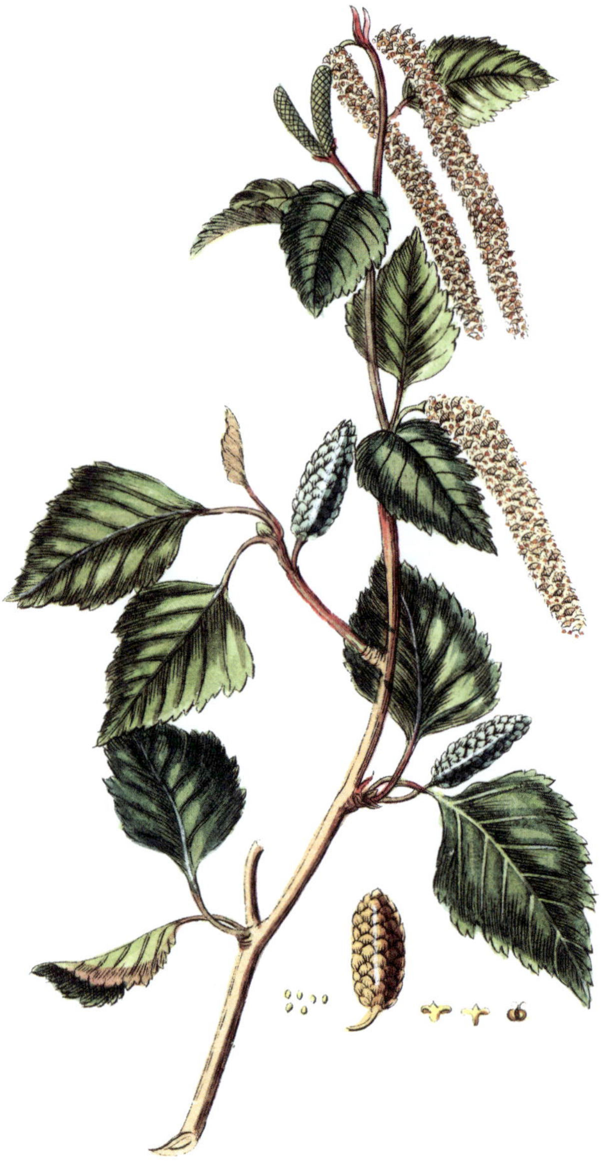

Rezept

Entschlackende Teemischung

Zutaten

30 g Birkenblätter
30 g Löwenzahnwurzel
30 g Brennnesselblätter
10 g Schlehenblüten

Zubereitung

Die grob zerkleinerten, getrockneten Pflanzenbestandteile in eine Schüssel geben und sorgfältig miteinander vermischen. Anschließend die Kräutermischung in lichtgeschützte Teedosen oder Teebeutel füllen. Für 1 Tasse 1 EL der Mischung mit heißem Wasser aufgießen und etwa 5 Minuten ziehen lassen. Über den Tag verteilt 3 Tassen trinken, jedoch nicht länger als 2 Wochen. Die ausgewählten Pflanzen unterstützen den natürlichen Stoffwechsel und fördern die Ausscheidungsprozesse.

Eingelegte Bärlauchkapern

Zutaten

1–2 Gläser frisch gepflückte Bärlauchknospen
250 ml Essig (z. B. Weißweinessig, Kräuteressig oder auch Balsamico)
1 TL Salz
1 TL Zucker
1 EL Honig
1 EL Pfefferkörner
2 Lorbeerblätter

Zubereitung

Frisch gepflückte Bärlauchknospen waschen, trocken tupfen und in kleine saubere Gläser einfüllen. Anschließend den Essig mit Salz, Zucker, Honig und den Gewürzen aufkochen. Die Bärlauchknospen dann mit der heißen Essigmischung übergießen (vollständig bedecken), die Gläser gut verschließen. 1–2 Wochen ziehen lassen.

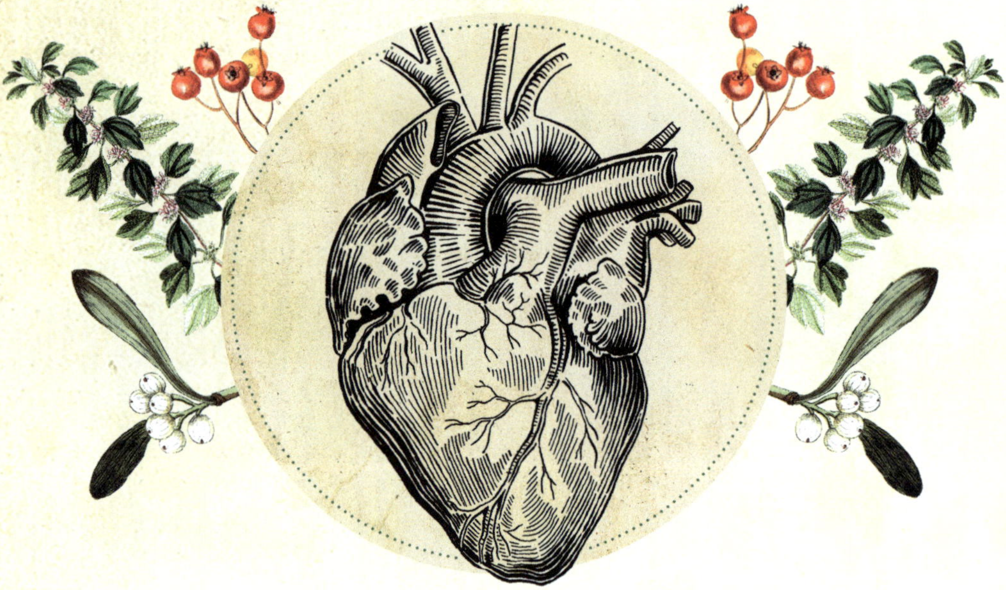

Das Herz und seine Pflanzen

Weißdorn unterstützt das Herz ebenso wie Knoblauch. Was dem wichtigsten Muskel unseres Körpers sonst noch hilft, damit er so lange und so kräftig wie möglich für uns schlägt.

Unser Herz ist ein erstaunliches Organ: Bereits 21 Tage nach der Empfängnis beginnt das Herz eines Embryos zu schlagen. Ab diesem Moment hört es nie auf zu arbeiten, bis zum letzten Atemzug eines Menschen. Es schlägt durchschnittlich 100.000 Mal pro Tag, 35 Millionen Mal pro Jahr und im Laufe eines durchschnittlichen Lebens mehr als 2,5 Milliarden Mal.

Täglich pumpt es bis zu 10.000 Liter Blut durch das Kreislaufsystem, um alle Körperzellen mit Nährstoffen und Sauerstoff zu versorgen – genug, um einen großen Wassertank zu füllen. Ein gesunder Lebensstil mit ausgewogener Ernährung, wenig Stress und regelmäßiger Bewegung bildet die Grundlage für die Herzgesundheit. Schon moderate Aktivitäten wie zügiges Gehen oder Radfahren können einen positiven Effekt haben, weil regelmäßige Ausdauereinheiten die Gefäße erweitern, sie elastisch machen und so der Herzmuskel besser durchblutet und gekräftigt wird. 150 Minuten Bewegung pro Woche reichen aus – und diese Bewegung muss nicht auf mehrere Tage verteilt sein. Laut Studien hat es nahezu den gleichen positiven Effekt, wenn man nur am Wochenende

Sport treibt. Entscheidend ist es, auch im Alltag öfter in die Gänge zu kommen: Jede Bewegung zählt! Langes Sitzen hingegen schadet der Herzgesundheit: Mehr als zehn Stunden täglich besser vermeiden oder durch zusätzliche sportliche Aktivitäten ausgleichen – dann allerdings mehrmals pro Woche.

Auch Entspannung und sogar das Lachen hat einen positiven Effekt auf das Herz: Es verbessert die Herzfunktion und trägt zur allgemeinen Gesundheit bei, indem es im Blut den Spiegel des Stresshormons Cortisol reduziert und die Durchblutung fördert. Dass starke Emotionen wie Angst oder Aufregung den Herzschlag beschleunigen, kennen wir alle; selbiges gilt auch für Stress. Unter Stress produziert der Körper Hormone wie Adrenalin und Cortisol, die das Nerven und Immunsystem beeinflussen: Das Herz schlägt schneller, entzündliche Prozesse im Körper werden aktiviert, die Blutgefäße verengen sich. Das kann zu hohem Blutdruck und damit zu Verengungen und Verstopfungen der Blutgefäße führen.

Vor allem Übergewicht schwächt das Herz: Der Körper vergrößert seine Masse, der Herzmuskel aber bleibt in seiner Leistung gleich – zum Vergleich: Der Außenbordmotor, der für ein Schlauchboot ausgelegt ist, muss plötzlich ein Motorboot, im schlechtesten Fall einen Dampfer antreiben. Es gilt also, Übergewicht zu vermeiden. Ebenso sollte man den Blutdruck im Auge behalten: Zwar braucht das Blut den Druck, um durch den Körper zu fließen und Sauerstoff und wichtige Nährstoffe zu den Zellen zu liefern. Doch Bluthochdruck schädigt die Organe und gilt als Risikofaktor Nummer eins für Herz-Kreislauf-Erkrankungen. Als optimal gilt ein Blutdruck von etwa 120 zu 80 mmHg (mmHg bedeutet Millimeter Quecksilbersäule).

Neben diesen grundlegenden Faktoren können auch Heilpflanzen wie Weißdorn, Olivenblätter und Knoblauch einen wertvollen Beitrag zur Herzgesundheit leisten, indem sie den Blutdruck regulieren, das Cholesterin reduzieren oder helfen, uns zu entspannen. Wichtig: Vor einer Selbstanwendung bei Herz-Kreislauf-Problemen diese ärztlich abklären lassen!

Knoblauch
Allium sativum

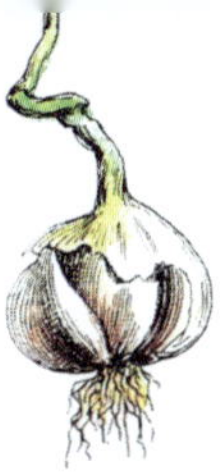

Unter den römischen Legionären war es Usus, täglich eine Knoblauchknolle zu essen, um die Gesundheit zu erhalten und Seuchen vorzubeugen. Klinische Untersuchungen bestätigen mittlerweile, dass Knoblauch außer antimikrobiellen Effekten vor allem Blutfette wie Cholesterin reduziert und den Blutdruck leicht senkt. Zusätzlich verbessert er die Fließeigenschaft des Blutes. Groß angelegte Studien zeigten: Eine mehrmonatige Einnahme von Knoblauch kann das Risiko von Arteriosklerose reduzieren. Die schwefelhaltigen Verbindungen Alliin und Allicin sind für die Effekte verantwortlich. Empfohlen wird eine tägliche Einnahme von drei Zehen frischem Knoblauch. Knoblauch wirkt zudem blähungstreibend und steigert den Gallenfluss, sodass er bei Verdauungsbeschwerden und leichten Magen-Darm-Infektionen ebenfalls eingesetzt werden kann.

Olivenblätter
Olea europaea

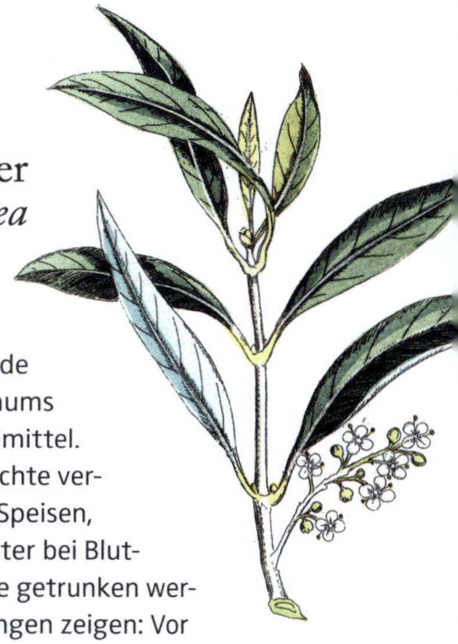

Der Olivenbaum ist in der traditionellen Heilkunde des Mittelmeerraums ein beliebtes Heilmittel. Olivenöl und -früchte verarbeitet man zu Speisen, während die Blätter bei Bluthochdruck als Tee getrunken werden. Untersuchungen zeigen: Vor allem Polyphenole in den Blättern und Früchten können die Gefäße erweitern, den Blutdruck sowie den Cholesterinspiegel senken. Olivenblätter eignen sich deshalb sowohl zur Prophylaxe von Herz-Kreislauf-Erkrankungen als auch (nach vorheriger ärztlicher Abklärung) zur unterstützenden Therapie bei leichtem Bluthochdruck. Empfohlen werden 7–8 g Olivenblätter, aufgeteilt auf 3–4 Tassen Tee täglich.

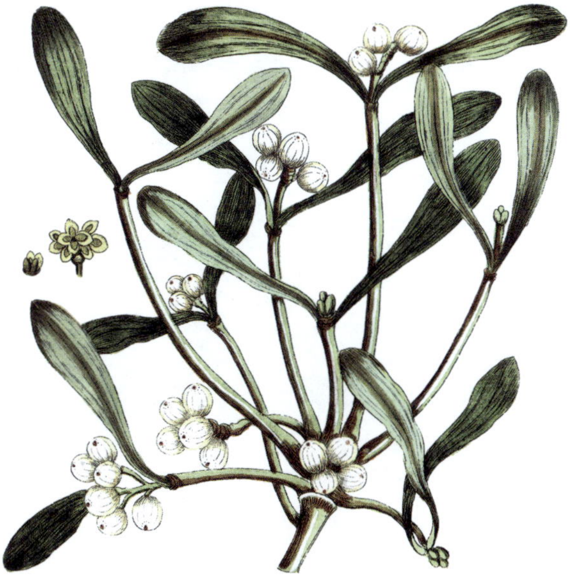

Mistel
Viscum album

Römischen Quellen zufolge galt die Mistel bei den Kelten als Allheilmittel. In der alpenländischen Volksmedizin setzte man sie ein, um den Blutdruck zu regulieren und die Herzfunktion zu stabilisieren. Man bereitet dazu aus dem Mistelkraut einen Kaltauszug zu, indem man das getrocknete Kraut mit kaltem Wasser übergießt und mindestens 1 Stunde stehen lässt. Anschließend wird abfiltriert und die gewonnene Lösung vor dem Trinken kurz erwärmt. Für eine Anwendung sollten täglich 2–4 g Mistelkraut als Tee, aufgeteilt auf 2–3 Tassen, eingenommen werden.

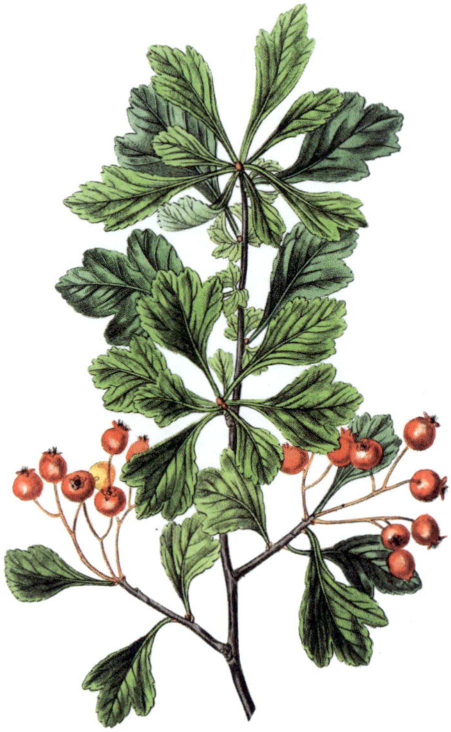

Herzgespann
Leonurus cardiaca

Herzgespann, auch Löwenschwanz genannt, ist eine Pflanze, die das Herz leicht beruhigt und stärkt. Es enthält Stoffe wie Flavonoide und Iridoide, die entspannend und krampflösend wirken. Eingesetzt wird es vor allem bei leichten nervösen Herzbeschwerden mit erhöhter Herzfrequenz. Besonders hilfreich kann Herzgespann auch bei niedrigem Blutdruck sein, der sich bei nervösen Herzbeschwerden verstärkt. Empfohlen wird eine Tagesdosis von 2–4 g getrocknetem Kraut als Tee, aufgeteilt auf 2–3 Tassen pro Tag. Für eine optimale Wirkung sollte es über mehrere Wochen eingenommen werden.

Weißdorn
Crataegus sp.

Weißdorn wird seit mehr als einem Jahrhundert als unterstützende Heilpflanze beim typischen Altersherz empfohlen. Ursprünglich basierte das auf Beobachtungen und einer langjährigen Tradition in der Volksheilkunde, doch inzwischen kennen wir auch den Wirkmechanismus dieser Pflanze. Die Pflanzenwirkstoffe verbessern die Durchblutung des Herzmuskels und erhöhen die Kontraktionskraft des Herzens. Als Tee zur Prävention von Herz-Kreislauf-Erkrankungen empfiehlt sich eine Dosierung von 3-mal täglich 1 Tasse Tee mit je 1,5 g getrockneten Blättern und Blüten. Etwas wirksamer haben sich Arzneimittel-Extrakte in einer Dosierung von 450 mg 2-mal täglich erwiesen.

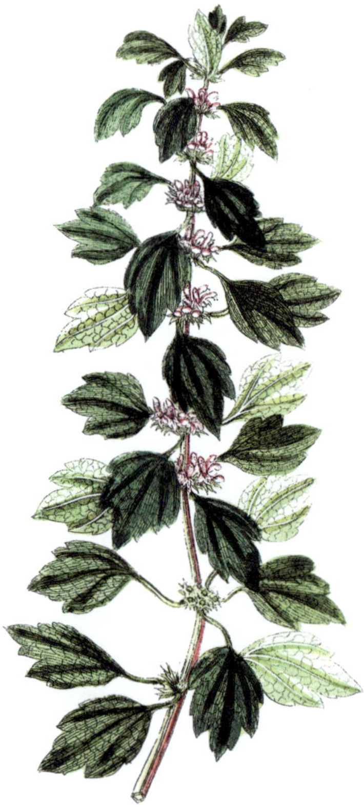

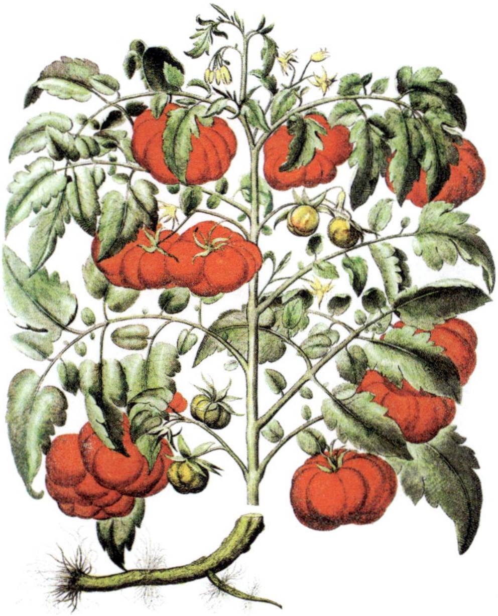

Tomate
Solanum lycopersicum

Die Tomate ist ein vielseitiges Lebensmittel mit einem besonderen Nutzen für die Herz- und Gefäßgesundheit. Sie enthält Lycopin, ein stark antioxidativ wirkendes Carotinoid, das Blutgefäße schützt und oxidativen Stress im Herz-Kreislauf-System reduziert. In Studien zeigte Lycopin zudem eine Verbesserung der Fließeigenschaften des Blutes und eine Hemmung der LDL-Oxidation – ein wichtigen Faktor für gesunde Arterien. Regelmäßiger Tomatenverzehr kann so die Elastizität der Gefäße unterstützen und langfristig zu einem günstigeren Blutdruckprofil beitragen. Die tägliche Zufuhr orientiert sich an etwa 6 mg Lycopin, was rund zwei mittelgroßen Tomaten entspricht. Die Aufnahme verbessert sich zusätzlich, wenn Tomaten erhitzt und mit etwas Öl zubereitet werden, beispielsweise als Tomatensauce. Auch Tomatensaft eignet sich gut als Lycopinquelle.

Rezept

Herzwein

Zutaten

30 g Weißdornblätter
und Weißdornblüten
10 g Rosmarinblätter
5 g Petersilie
1 l Rotwein oder Weißwein

Zubereitung

Weißdorn, Rosmarin und Petersilie mit dem Wein übergießen und gut verschlossen für 2 Wochen an einen dunklen Ort stellen.

Anschließend den Wein in eine saubere Flasche abfiltrieren.

Weißdorn und Rosmarin unterstützen Herz und Kreislauf. Bei leichten Kreislaufproblemen empfehlen sich 2 cl des Kräuterweins pro Tag. Herz-Kreislauf-Probleme immer vor einer Selbstmedikation ärztlich abklären. Der Kräuterwein ist nicht geeignet für Kinder, Schwangere, Stillende und alkoholkranke Personen!

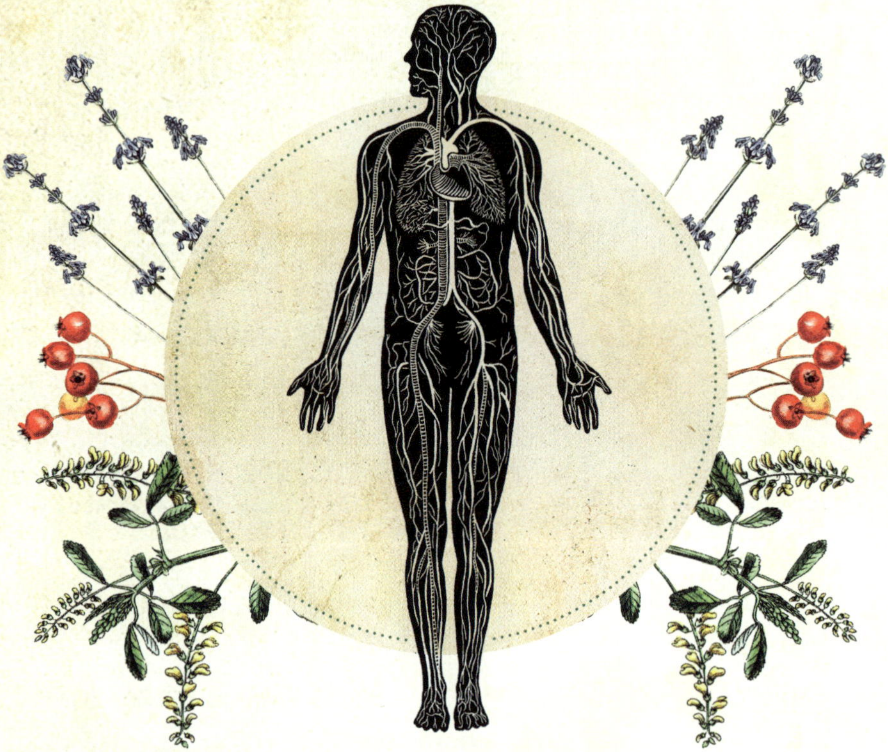

Der Kreislauf und seine Pflanzen

Ob in entspannten Ruhephasen oder in stressigen Zeiten: Unser Kreislauf reagiert sofort auf Einflüsse, innere wie äußere. Dank Melisse, Knoblauch und Weißdorn bleibt er in Balance – ärztlicher Check stets vorausgesetzt.

Der menschliche Kreislauf verbindet Herz, Blut und Gefäße zu einem hochkomplexen System. Er hält das Blut unermüdlich in Bewegung, versorgt jede Zelle mit Sauerstoff und Nährstoffen und transportiert Abfallstoffe ab. Ohne diesen ständigen Fluss des Lebens könnte kein Organ seine Aufgaben erfüllen. Das Kreislaufsystem lässt sich in zwei Kreisläufe unterteilen: den Körperkreislauf (großer Kreislauf) und den Lungenkreislauf (kleiner Kreislauf). Im Körperkreislauf pumpt das Herz sauerstoffreiches Blut in den Organismus und führt sauerstoffarmes Blut zurück. Der Lungenkreislauf übernimmt den Gasaustausch: Das Blut gibt Kohlendioxid ab, nimmt Sauerstoff auf und fließt zurück zum Herzen. So wird jede Körperzelle zuverlässig mit Energie versorgt.

Arterien, Venen und feinste Kapillaren bilden dabei ein verzweigtes Netz von rund 10.000 Kilometer Länge. Sie regulieren den Blutdruck, steuern die Verteilung des Blutes und passen sich flexibel an Belastungen an, sei es beim Sport, in Ruhephasen oder bei Temperaturschwankungen.

Der Kreislauf hat eine bemerkenswerte Fähigkeit: Er reagiert sofort auf innere und äußere Einflüsse. Schon wenige Sekunden nach körperlicher Anstrengung steigt die Herzfrequenz, damit die Muskeln ausreichend Sauerstoff erhalten. Bei Hitze weiten sich die Gefäße, um Wärme abzugeben, bei Kälte ziehen sie sich zusammen, um die Körpertemperatur zu halten. Diese Regulation geschieht über fein abgestimmte Mechanismen, gesteuert vom vegetativen Nervensystem und verschiedenen Hormonen. Der Sympathikus sorgt in Stress- oder Aktivitätsphasen für einen schnellen Herzschlag und erhöhte Durchblutung, während der Parasympathikus in Ruhephasen den Puls senkt und die Gefäße entspannt.

Auch die Niere spielt eine wichtige Rolle: Sie reguliert das Flüssigkeitsvolumen im Körper und damit den Blutdruck. Damit dieses System stabil bleibt, ist ein bewusster Lebensstil entscheidend. Regelmäßige Bewegung trainiert nicht nur Herz und Muskulatur, sondern verbessert auch die Elastizität der Gefäße und die Sauerstoffaufnahme. Schon tägliches Gehen oder leichtes Ausdauertraining kann die Durchblutung fördern und den Blutdruck langfristig etwas senken. Ebenso wichtig ist eine Ernährung, die das Herz stärkt – mit frischem Gemüse, Hülsenfrüchten, Vollkornprodukten und hochwertigen Fetten aus Nüssen oder Olivenöl. Salz und stark verarbeitete Lebensmittel sollten hingegen sparsam verwendet werden, um den Druck auf die Gefäße gering zu halten.

Ausreichender Schlaf, bewusste Pausen und Entspannungstechniken tragen ebenso dazu bei, das Gleichgewicht zwischen Aktivität und Ruhe zu bewahren. Dauerhafter Stress wirkt wie ein ständiger Druck auf das System: Puls und Blutdruck bleiben erhöht, was Herz und Gefäße auf Dauer schwächt. Atemübungen, Yoga oder einfach regelmäßige Momente der Stille können helfen, den Parasympathikus zu aktivieren und den Kreislauf in Balance zu bringen.

Wichtig ist allerdings, Herz- und Kreislaufbeschwerden stets ärztlich abklären zu lassen. Hinter scheinbar harmlosen Symptomen können sich ernsthafte Erkrankungen verbergen, die eine gezielte medizinische Behandlung erfordern.

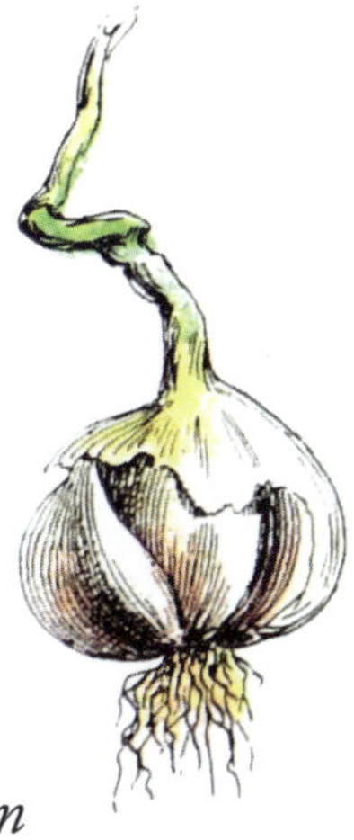

Knoblauch
Allium sativum

Knoblauch enthält schwefelhaltige Inhaltsstoffe wie Alliin und das daraus entstehende Allicin. Diese wirken positiv auf den Kreislauf, unterstützen den Fett- und Blutstoffwechsel, senken erhöhte Blutfettwerte, regulieren den Blutdruck sanft und verbessern die Fließeigenschaften des Blutes. Durch die Hemmung der Zusammenlagerung von Blutplättchen wird Gefäßverschlüssen vorgebeugt und das Risiko von Arteriosklerose sowie Durchblutungsstörungen langfristig reduziert. Studien bestätigen diese Effekte und zeigen, dass Knoblauch eine wertvolle Unterstützung für Herz und Kreislauf darstellt. Für eine wirksame Anwendung werden täglich drei frische Zehen oder 600–900 mg Knoblauchpulver empfohlen. Ähnliche Wirkungen sind auch bei Bärlauch und Zwiebel beobachtet worden.

Melisse
Melissa officinalis

Eine Heilpflanze, deren zahlreiche Wirkungen man in der Klostermedizin schätzte. Melisse harmonisiert leicht den Kreislauf und wirkt zugleich beruhigend auf Herz und Nerven. Die ätherischen Öle mit Citronellal und Citral sowie Flavonoide lindern nervöses Herzklopfen und können bei Schwächezuständen stabilisierend wirken. Seit Jahrhunderten wird dafür Melissengeist eingesetzt: Das Einreiben soll nervöse Beschwerden und Erschöpfungszustände mildern und den Kreislauf anregen, auch innerlich findet er Anwendung. Zur inneren Anwendung eignet sich zudem ein Tee: 2- bis 3-mal täglich je 2–3 TL (etwa 1,5 g) getrocknete Blätter pro Tasse.

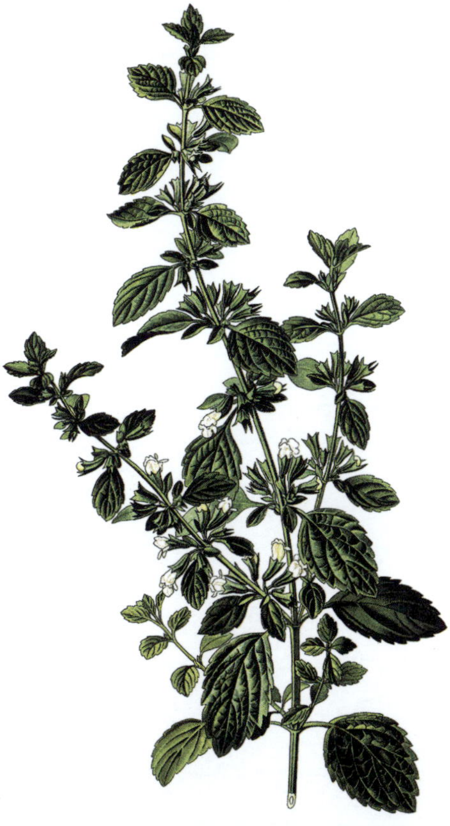

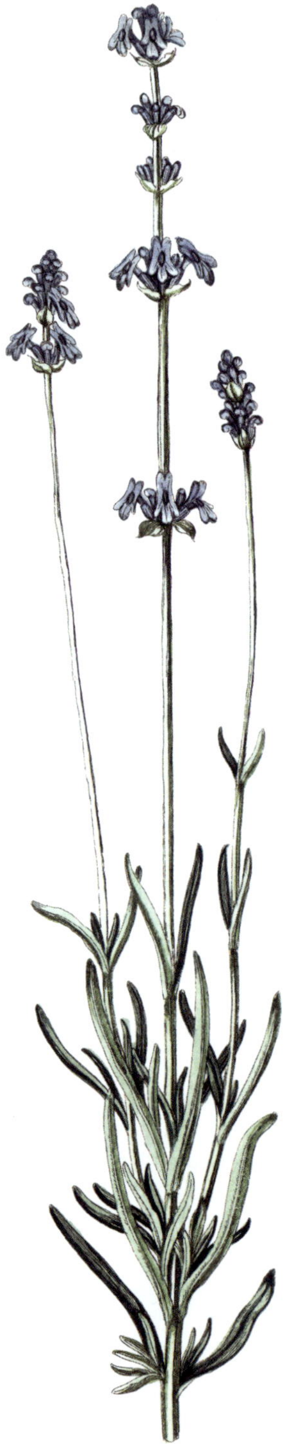

Speiklavendel
Lavandula latifolia

Lavendel wirkt beruhigend auf Nerven und Schlaf und besitzt zugleich kreislaufstärkende Eigenschaften. In Form von Bädern, Einreibungen oder Massageölen regt das ätherische Öl die Durchblutung an und kräftigt den Kreislauf. Das enthaltene Campher, das besonders im Speiklavendel vorkommt, wirkt tonisierend auf das Gefäßsystem. Auch wenn die Wirkung eher leicht ist, spricht für Lavendel die hervorragende Verträglichkeit und der von vielen als angenehm empfundene Geruch. Bewährt haben sich sogenannte Herzsalben mit bis zu 10 Prozent Lavendelöl, die man bei leichter Kreislaufschwäche in der Herzgegend einmassiert. In der Volksheilkunde werden auch Tinkturen aus Speiklavendel zum Einreiben eingesetzt, um den Kreislauf anzuregen und bei allgemeiner Schwäche unterstützend zu wirken.

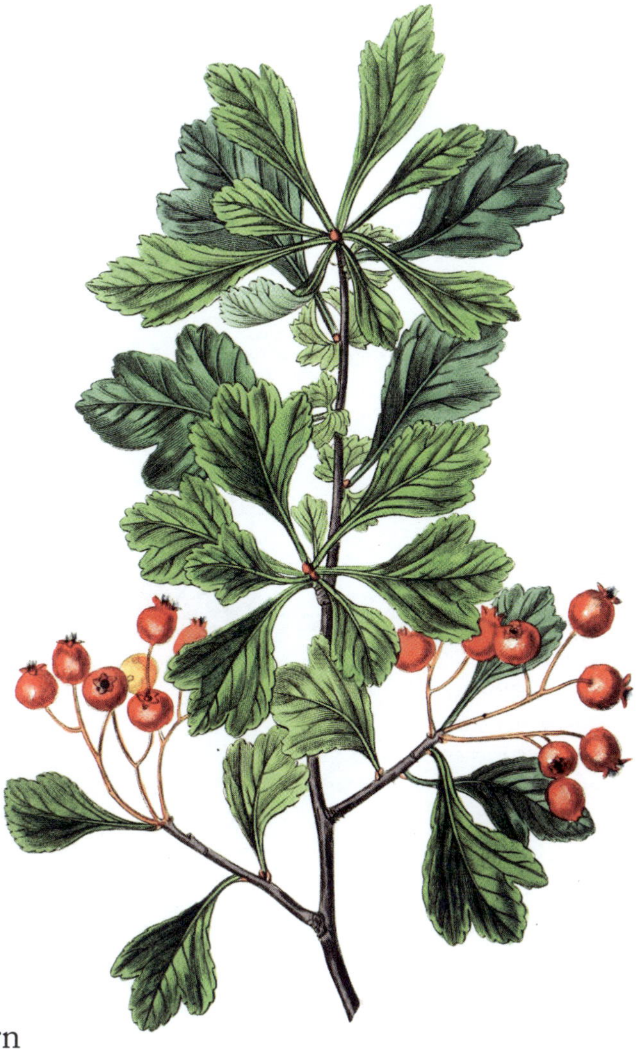

Weißdorn
Crataegus sp.

Weißdorn stärkt Herz und Kreislauf durch Flavonoide und oligomere Proanthocyanidine. Diese Inhaltsstoffe verbessern die Durchblutung des Herzmuskels und erhöhen seine Kontraktionskraft, wodurch das Herz etwas kräftiger schlägt, der Kreislauf stabilisiert wird und die körperliche Belastbarkeit zunimmt. Neuere Daten lassen zudem vermuten, dass auch die Elastizität der Blutgefäße gefördert wird, was zur Blutdruckregulation beiträgt und das Risiko kreislaufbedingter Gefäßschäden verringern kann. Mehrere Studien bestätigen die gute Verträglichkeit und die unterstützende Wirkung bei verschiedenen Herz-Kreislauf-Beschwerden. Als Tinktur, Extrakt oder Tee eignet sich Weißdorn vor allem zur Vorbeugung und allgemeinen Unterstützung; empfohlen werden 3-mal täglich etwa 1,5 g Blätter und Blüten pro Tasse.

Steinklee
Melilotus officinalis

Steinklee enthält Cumarine und Sapogenine, die entzündungshemmend, gefäßschützend und abschwellend wirken. Sie verbessern den venösen Rückfluss, fördern den Lymphabfluss und stabilisieren den Kreislauf. Aus dem Cumarin kann bei unsachgemäßer Lagerung durch mikrobiellen Abbau Dicoumarol entstehen, eine Substanz mit stark blutgerinnungshemmender Wirkung, die auch zur Entwicklung moderner blutverdünnender Therapien führte. Dieser Prozess setzt jedoch nur ein, wenn das Pflanzenmaterial feucht bleibt oder schimmelt. In sorgfältig getrocknetem und verarbeitetem Steinklee ist kein Dicoumarol enthalten, die Pflanze selbst hat daher keine blutverdünnende Wirkung. Zur inneren Anwendung wird ein Tee aus 1–2 TL Kraut pro Tasse, 2- bis 3-mal täglich, empfohlen. In dieser Dosierung gilt Steinklee als gut verträglich, höhere Mengen können jedoch Kopfschmerzen oder Übelkeit auslösen.

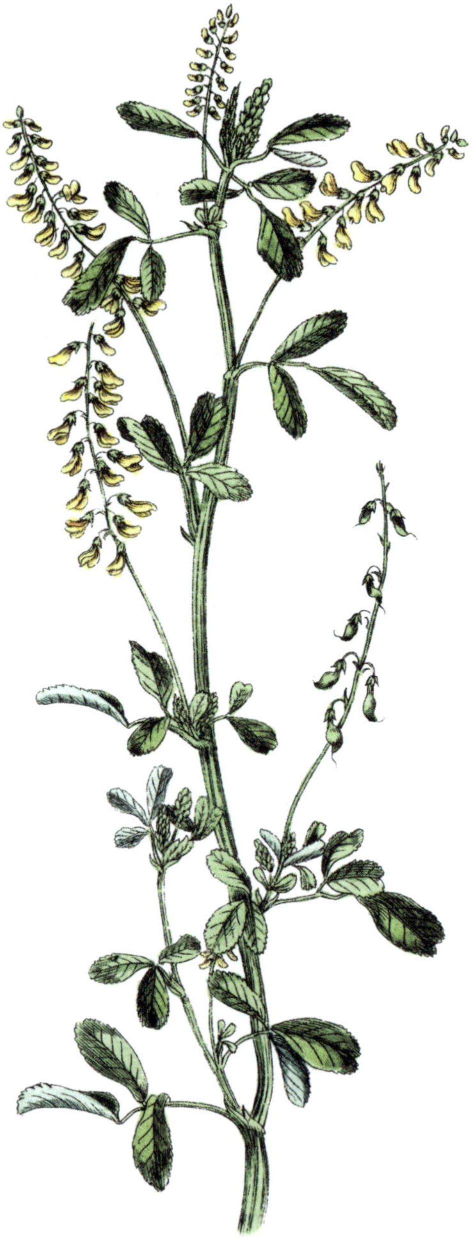

Rosmarin
Salvia rosmarinus

Als klassische Mittelmeerpflanze besitzt Rosmarin eine ausgeprägt anregende Wirkung auf den Kreislauf. Sein würziger Duft und seine anregenden Inhaltsstoffe machen ihn zu einer traditionellen Pflanze gegen Erschöpfung und niedrigen Blutdruck. Besonders empfohlen werden äußere Anwendungen: Massageöle oder Salben mit 6- bis 10-prozentigem ätherischen Rosmarinöl. Kurzfristig ist auch die innerliche Anwendung von Tees oder gepulverten Nadeln möglich: In einer klinischen Untersuchung mit 40 Personen mit niedrigem Blutdruck zeigte die Einnahme von 2-mal täglich 0,5 g Rosmarinpulver einen leichten, aber messbaren blutdrucksteigernden Effekt. So kann Rosmarin dazu beitragen, den Kreislauf zu stabilisieren und die allgemeine Belastbarkeit zu erhöhen. Aber auch hier gilt: Herz- und Kreislaufbeschwerden immer zuerst ärztlich abklären lassen. Rosmarinöl nicht innerlich verwenden!

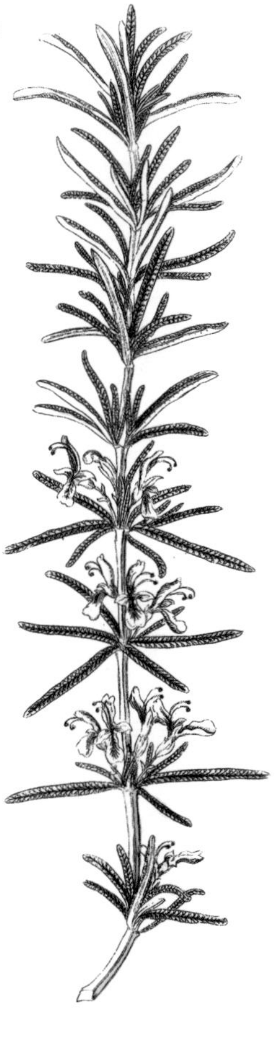

Rezept

Stärkender Kreislauftee

Zutaten

40 g Weißdorn
30 g Rosmarin
30 g Steinklee

Zubereitung

Die Kräuter zu einer homogenen Mischung vermischen. Zur Anwendung 1 gehäuften TL der Mischung mit 200 ml kochendem Wasser übergießen. Nach 5 Minuten Ziehzeit den Tee abfiltrieren und lauwarm trinken. Bei leichten Kreislaufbeschwerden können bis zu 3 Tassen täglich konsumiert werden.

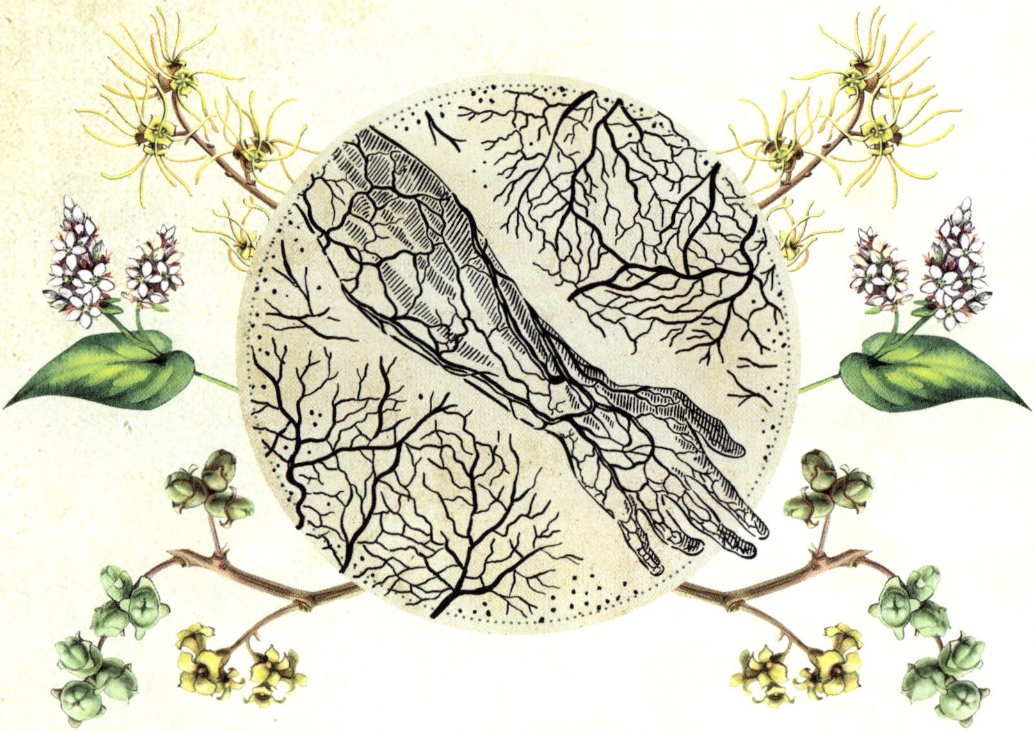

Die Venen und ihre Pflanzen

Wie kommt unser Blut eigentlich von den Beinen zurück zum Herzen? Den ganzen Weg hinauf gegen die Schwerkraft? Ein intaktes Venensystem vollbringt diesen Kraftakt, Rosskastanie und Weinlaub unterstützen es dabei.

Unser Blutkreislauf funktioniert so: Das Herz pumpt sauerstoffreiches Blut über die Arterien in den gesamten Körper und versorgt die Zellen damit. Das verbrauchte, sauerstoffarme Blut wird anschließend über die Venen zurück zum Herzen geführt. Von dort gelangt es in die Lunge, wo es erneut mit Sauerstoff »beladen« wird, bevor der Kreislauf von vorn beginnt. Die Venen bilden somit eine Art Rückführweg für die rund vier bis sechs Liter Blut, die jeder Mensch hat. Die Gesamtlänge aller Blutgefäße wurde einer neueren Untersuchung zufolge mit rund 9000 bis 19.000 Kilometern zwar deutlich niedriger als die bisherige Schätzung von 100.000 Kilometern angesetzt – beeindruckend ist diese Zahl dennoch allemal.

In der Medizin unterscheidet man die Blutgefäße noch genauer: je nach Funktion und Fließrichtung des Bluts in Arterien, Arteriolen, Kapillaren, Venolen und Venen. Im Vergleich zu Arterien sind Venen dehnbarer, und sie haben einen größeren Durchmesser sowie dünnere Wände mit elastischerem Gewebe und Muskeln, weil sie ihre Arbeit unter niedrigerem Druck ausführen müssen: Das Herz »schießt« Blut in die Arterien; für den Rückfluss in den Venen ist diese Kraft nicht verfügbar. Damit die große Menge an Blut den Höhenunterschied von den Beinen bis zum Herz überwinden kann, verfügen die Venen über Klappen, die wie ein Einwegventil dafür sorgen, dass das Blut nur in Herzrichtung passieren kann. Außerdem fungiert die umgebende Skelettmuskulatur im Bein, zum Beispiel die Wadenmuskulatur, als Muskelpumpe: Gemeinsam mit den Venenklappen schafft diese es, das Blut gegen die Schwerkraft von unten aus den Beinen nach oben zum Herzen zu transportieren. Mit anderen Worten: Unsere Venen brauchen Bewegung, um fit zu bleiben und ihrem Job nachgehen zu können.

Sind die Venen zu schwach, fließt das Blut in die falsche Richtung und versackt in den Füßen, was sich durch Anzeichen wie müde oder schwere Beine, Kribbeln oder Juckreiz bemerkbar machen kann – oder durch optische Zeichen wie Krampfadern und Besenreiser. Diese Beschwerden können nicht nur ästhetisch störend sein, sondern auch das Wohlbefinden und die Lebensqualität erheblich beeinträchtigen. Deshalb ist bei bestehenden Venenproblemen ärztlicher Rat unerlässlich. Frühzeitige Diagnose und Behandlung verhindern Komplikationen und bieten gute Therapieansätze.

Wie können wir unsere Venen unterstützen und stärken? Eine ausgewogene Ernährung mit vielen Antioxidantien, entzündungshemmenden Nährstoffen sowie Flavonoiden aus Obst und Gemüse stärkt die Gefäßwände und verbessert die Durchblutung. Bewegung ist ebenso wichtig: Spazierengehen, Schwimmen und Yoga fördern den Blutfluss und verhindern Blutansammlungen in den Venen.

Natürliche Heilmittel wie Rotes Weinlaub, Rosskastanie und Hamamelis bieten eine sanfte Unterstützung: Diese Pflanzen stärken die Gefäßwände, reduzieren Entzündungen und fördern die Durchblutung. Was oft einen bemerkenswerten Unterschied macht, sind selbst kleine Änderungen im Alltag – zum Beispiel Treppensteigen statt Aufzugfahren.

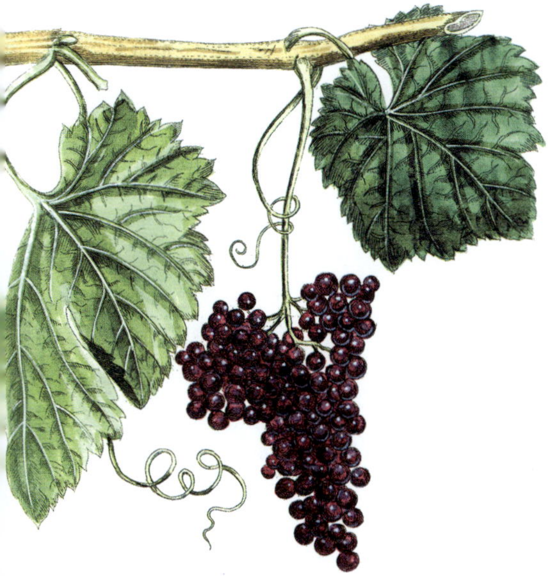

Rotes Weinlaub
Vitis vinifera

Seit mehr als 7000 Jahren nutzen Menschen die Weinrebe zur Herstellung alkoholischer Getränke. Doch die Rebe bietet mehr als nur Wein: Besonders das Rote Weinlaub, gewonnen aus einer speziellen Rebsorte mit roten Blättern, hat medizinische Effekte bei Venenerkrankungen. Das Rote Weinlaub enthält Flavonoide, die die Elastizität der Venen erhöhen, die Gefäßwände stabilisieren und die Durchblutung verbessern. Zubereitungen wie Cremen, Tees oder Kapseln sind wirksam bei Venenschwäche, Beinschwellungen, Krampfadern und schweren Beinen. Studien belegen, dass vor allem die innerliche Einnahme eines Extrakts aus Rotem Weinlaub Schmerzen lindert und Schwellungen in den Beinen reduziert.

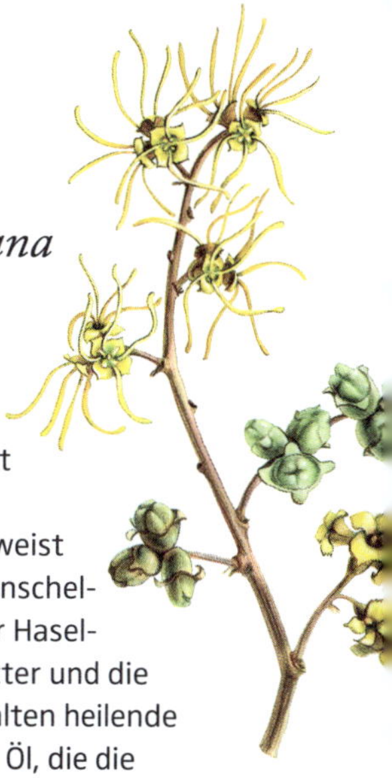

Hamamelis
Hamamelis virginiana

Hamamelis, auch bekannt als Zaubernuss, stammt aus Nordamerika und kam im 18. Jahrhundert nach Europa. Der ursprüngliche Name *witch hazel* verweist auf die Verwendung als Wünschelrute und die Ähnlichkeit zur Haselnuss. Die getrockneten Blätter und die Rinde von Hamamelis enthalten heilende Gerbstoffe und ätherisches Öl, die die Haut beruhigen und Reizungen lindern. Sitzbäder, Tinkturen oder Salben mit Hamamelis sind besonders wirksam bei kleinflächigen Hautentzündungen, Hämorrhoiden und Krampfadern. Für einen Umschlag benötigt man 5–10 g Rinde oder Blätter. Da sich die Gerbstoffe schwer in Wasser lösen, sollte man den Auszug als Abkochung zubereiten.

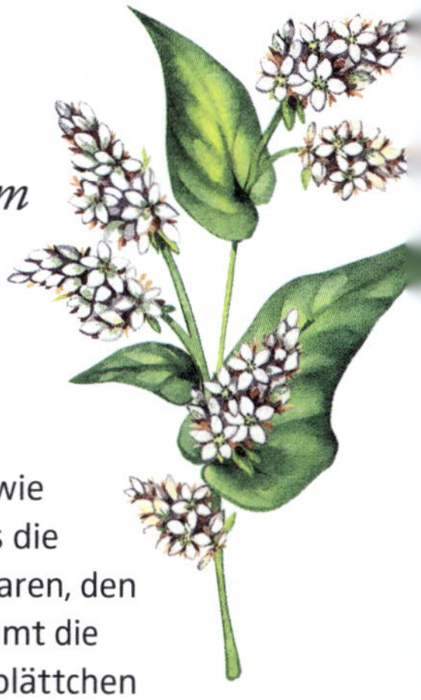

Buchweizen
Fagopyrum esculentum

Buchweizenkraut ist eine bemerkenswerte Heilpflanze, die vor allem durch ihre Flavonoide das Venensystem unterstützt. Ähnlich wie Rotes Weinlaub verbessert es die Mikrozirkulation in den Kapillaren, den feinsten Blutgefäßen, es hemmt die Zusammenlagerung von Blutplättchen und reduziert die Gefäßdurchlässigkeit. Buchweizenkraut eignet sich hervorragend zur Teezubereitung. Die empfohlene Tagesdosis beträgt 3-mal täglich 2 g getrocknetes Buchweizenkraut.

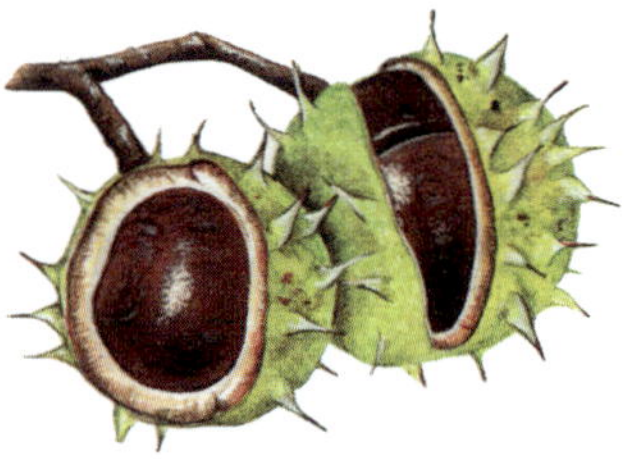

Rosskastanie
Aesculus hippocastanum

Die Rosskastanie, einst nur auf dem Balkan und in Vorderasien verbreitet, kam zur Zeit der Renaissance durch Carolus Clusius, einen der berühmtesten Botaniker jener Tage, nach Mitteleuropa. Er pflanzte sie 1576 erstmals in Wien, nachdem er Samen aus Konstantinopel erhalten hatte. Zubereitungen aus Rosskastanien stärken die venösen Blutgefäße, wirken abschwellend und entzündungshemmend. Sie lindern Venenerkrankungen wie Krampfadern, Wadenkrämpfe und schwere Beine. Studien zeigen, dass magensaftresistente Kapseln oder Tabletten besonders wirksam und verträglich sind. Aufgrund des hohen Saponingehalts sind sie für die Einnahme als Tee nicht geeignet, da dies zu Übelkeit führen würde. Man kann Rosskastanien aber zu alkoholischen Einreibungen verarbeiten und äußerlich auftragen: 2 Handvoll Rosskastanien mit einem Hammer grob zerkleinern und in ein mindestens 1 l fassendes Gefäß geben. Dieses mit 500 ml Alkohol (40 Vol.-%) auffüllen und 2 Wochen an einem dunklen Ort ziehen lassen. Die gewonnene Lösung kann 2- bis 3-mal täglich in Richtung des Venenflusses, also von unten nach oben, auf den Beinen eingerieben werden.

Mäusedorn
Ruscus aculeatus

Mäusedorn findet man in den wärmeren Gebieten des Mittelmeerraums. Der Extrakt dieser Wurzel hat eine stärkende Wirkung auf die Venen und wirkt gleichzeitig entzündungshemmend, da er die Blutgefäße verengen kann. Besonders bemerkenswert ist, dass Mäusedorn die Venen zusammenzieht, während er die Arterien entspannt. Außerdem hemmt er bestimmte Enzyme, die die feinen Wände der Kapillaren angreifen könnten. Das trägt dazu bei, die kleinsten Blutgefäße zu schützen und ihre Stabilität zu erhöhen. Studien belegen diese Wirkungen. Mäusedornpräparate sind gut verträglich, können jedoch in höheren Dosen Übelkeit und Durchfall verursachen. Die empfohlene Tagesdosis beträgt 70–75 mg Trockenextrakt. Teezubereitungen sind nicht sinnvoll.

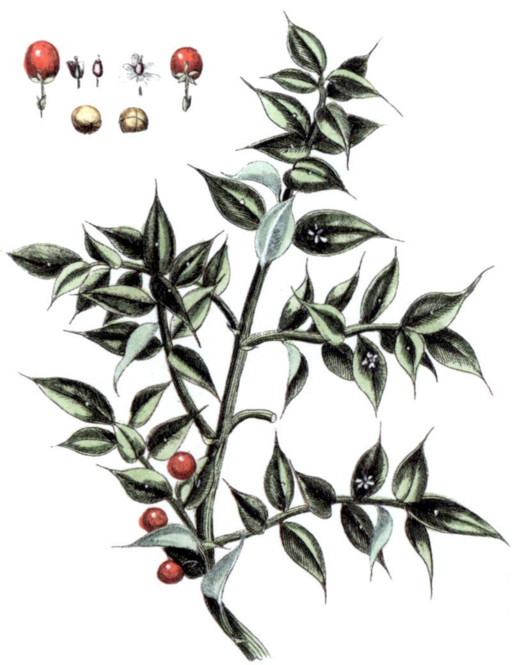

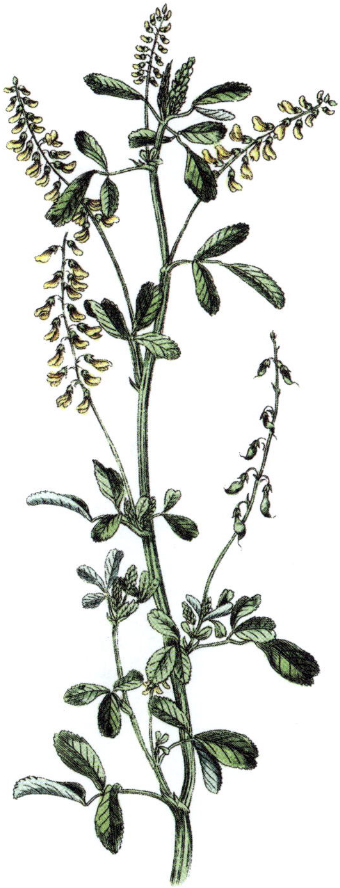

Steinklee
Melilotus officinalis

Auch Steinkleekraut ist eine venenwirksame Heilpflanze, die besonders als Tee bei leichter venöser Insuffizienz, Krampfadern und Hämorrhoiden hilft. Es enthält Pflanzenwirkstoffe wie Cumarine und Saponine, die entzündungshemmend wirken, vor Flüssigkeitsansammlungen schützen und die Gefäßdurchlässigkeit senken. Dadurch wird der venöse Rückfluss verbessert und der Lymphfluss gesteigert. Obwohl Cumarin in hohen Dosen Kopfschmerzen, Schwindel und Übelkeit verursachen kann, gilt das Steinkleekraut als sicher und effektiv. Für die beste Wirkung sollte man 2- bis 3-mal täglich 1–2 TL des Krauts als Tee aufgießen.

Rezept

Einreibung bei Venenproblemen

Zutaten

30 g Rotes Weinlaub
30 g Hamamelisrinde
20 Tr. Latschenkiefernöl
Alkohol (40 Vol.-%)

Zubereitung

Zutaten in Alkohol ansetzen, 2 Wochen stehen lassen, danach abfiltrieren. 1- bis 2-mal täglich bei schweren Beinen oder leichten Krampfadern auftragen. Die Venen immer von unten nach oben einreiben.

Venentee

Zutaten

50 g Buchweizenkraut
50 g Steinkleekraut

Zubereitung

Die grob zerkleinerten Bestandteile nacheinander in eine Schüssel geben, gut miteinander vermengen und in Teedosen abfüllen. Pro Tag 2- bis 3-mal täglich 1 Tasse mit jeweils 1 TL der Teemischung trinken.

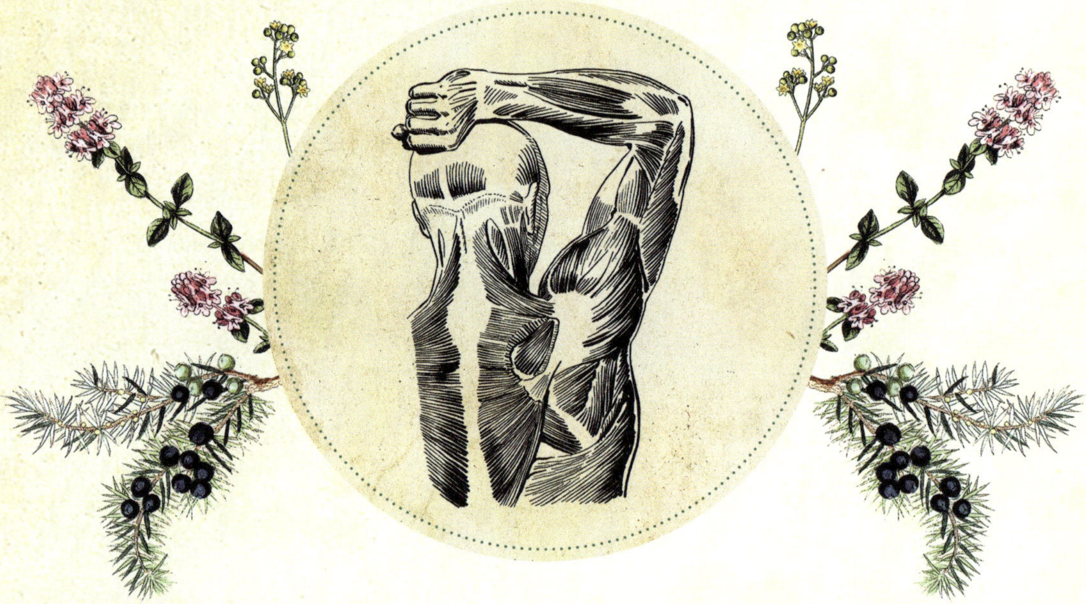

Die Muskulatur und ihre Pflanzen

Kräftige Muskeln geben uns Stabilität und Halt – doch sie können noch mehr: Sie helfen Herz und Hirn dabei, gesund zu bleiben. Ein Blick auf Heilkräuter, die stark machen.

Sie sind für Bewegung und Stabilität unseres Körpers unerlässlich: die Muskeln. Zusammengesetzt aus zahlreichen Fasern und in Bündeln angeordnet, kontrahieren sie, sobald sie von unserem Nervensystem stimuliert werden. So ermöglichen sie sämtliche Arten von Bewegungen – von präzisen Handbewegungen bis zu kraftvollen Beinaktionen. Um Kraft in Bewegung umzusetzen, sind die Muskelbündel über die Sehnen mit unseren Knochen verbunden.

Unsere Muskeln zu stärken, lohnt sich für die Gesundheit aus gleich mehreren Gründen: Muskeltraining optimiert die neuronale Steuerung der Muskelfasern und hält unseren Körper stabil und beweglich. Außerdem fördert es die Herzgesundheit, minimiert so das Risiko von Herz-Kreislauf-Erkrankungen und kurbelt den Stoffwechsel an. Auch wer Osteoporose vorbeugen möchte, tut gut daran, mit regelmäßiger Gymnastik Muskeln aufzubauen: Wird über die Muskulatur Druck auf die Knochen ausgeübt, regt das den Aufbau von stabiler Knochensubstanz an. Gezieltes Muskeltraining kann zudem Fehlhaltungen entgegenwirken, wodurch Beschwerden wie Rückenschmerzen präventiv gelindert werden können. Zudem minimieren gestärkte Muskeln das Risiko für Verletzungen.

Doch Muskeln spielen für uns eine noch wichtigere Rolle als lange angenommen: Neue Erkenntnisse legen nahe, dass gestärkte Muskeln weit mehr können. Sie nehmen Zucker auf und verbessern die Insulinempfindlichkeit – eine wichtige Funktion zur Vorbeugung von Diabetes. Zudem nimmt man mittlerweile an, dass kräftige Muskeln das Auftreten von Demenz und Alzheimer verringern können. Für das hormonelle Gleichgewicht – zum Beispiel in den Wechseljahren – sind Muskeln ebenfalls wichtig, weil sie Einfluss auf die Produktion von Hormonen haben.

Regelmäßige Sporteinheiten helfen, die Muskelmasse über die Jahre kräftig zu halten. Dabei ist es wichtig, Überlastungen zu vermeiden und auf seinen Körper zu hören. Sollte es doch einmal zu einer Überbeanspruchung kommen – etwa nach intensivem Training oder ungewohnter Bewegung –, finden wir in der Naturapotheke Unterstützung. Heilpflanzen wie Beinwell, Arnika oder Wacholder helfen dabei, die Muskulatur nach dem Sport oder bei einer Verletzung zu unterstützen. Dabei machen wir uns ihre entzündungshemmende, abschwellende oder schmerzstillende Wirkung zunutze. Entscheidend für die Wirksamkeit der Behandlung ist es, die richtige Anwendungsform auszuwählen: Fettreiche Cremes und Salben dringen tief in die Haut ein und können tiefer sitzende Schmerzen lindern, Gele und Umschläge wirken dagegen eher an der Oberfläche kühlend und können beispielsweise bei Sportverletzungen schnelle Erleichterung bringen. Kälte sorgt dafür, Entzündungen und Schwellungen nach Prellungen oder Verstauchungen zu reduzieren, Wärmeanwendungen wiederum lösen Verspannungen. Als wichtigste Regel gilt: Nach dem Kraftsport hilft es, sich eine Auszeit zu nehmen und dem Körper Erholung zu verschaffen. Denn Regeneration ist ein wesentlicher Schlüssel, wenn es um den Muskelaufbau geht.

Kampfer
Cinnamomum camphora

Das sogenannte Gafferwasser, wie man in Schnaps gelösten Kampfer in Tirol nennt, hatte in Mitteleuropa lange den Status eines Universalheilmittels. Häufig war es neben der Arnikatinktur das wichtigste Inventar der Hausapotheke. Der Auszug wurde bei Schmerzen im Bewegungsapparat äußerlich aufgetragen. So fördert Kampfer die Durchblutung, lindert Schmerzen und stärkt den Kreislauf. Auch heutzutage gibt es kaum eine im Handel befindliche Rheumasalbe, die nicht auch Kampfer enthält. Kampferhaltige Zubereitungen sind für Kleinkinder gefährlich und dürfen auch nicht in deren Nähe aufgetragen werden. Anders als vor Jahrhunderten wird Kampfer heute innerlich nur noch in speziellen Arzneimitteln verwendet, da schon geringe Mengen toxisch wirken können.

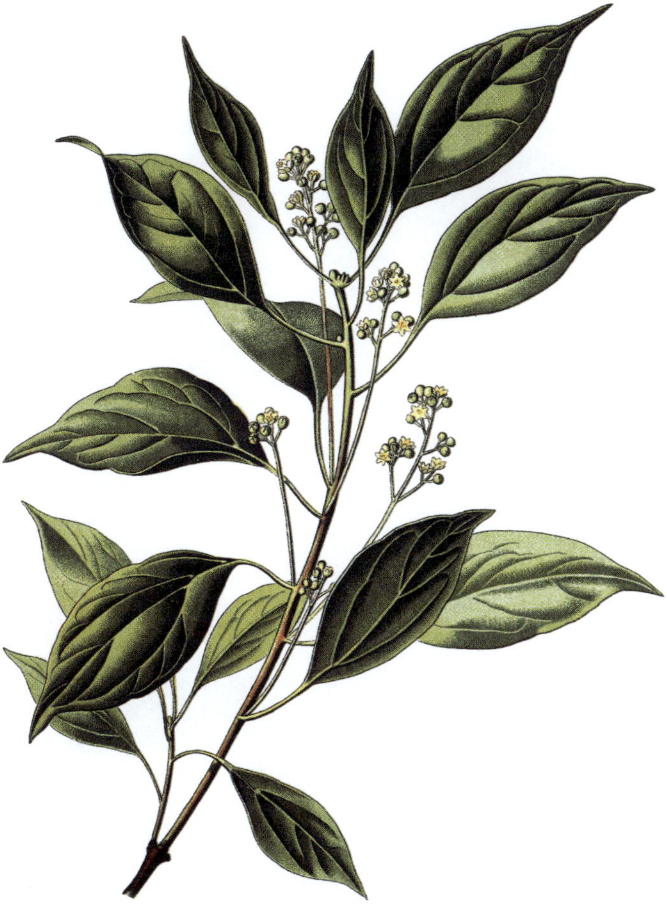

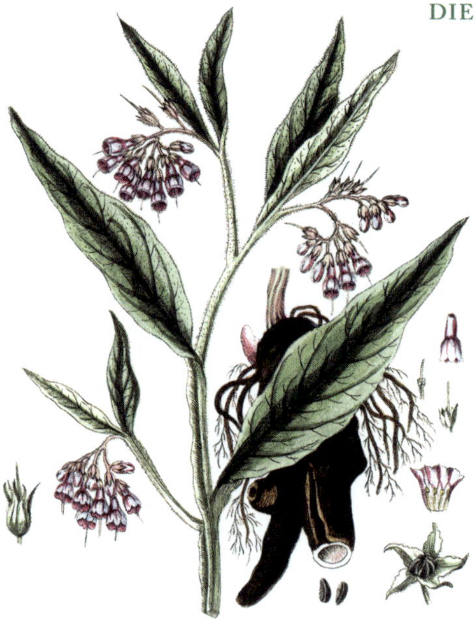

Beinwell
Symphytum officinale

Die Volksheilkunde weiß seit Jahrhunderten: Beinwell fördert die Wundheilung und wirkt schmerzstillend. Die tiefe Wertschätzung für die Heilpflanze spiegelt sich in ihren vielen Namen wie Wallwurz, abgeleitet vom germanischen *wall* für zusammenheilen, oder ihrem wissenschaftlichen Namen *Symphytum*, dem griechischen Begriff für zusammenwachsen. Ihre Anwendung ist bei typischen Sportverletzungen wie Prellungen, Zerrungen oder Verstauchungen gut belegt und wissenschaftlich untermauert. In den letzten Jahren gab es zudem vermehrt Studien, die eine schmerzstillende Wirkung von Beinwell, etwa bei Rückenschmerzen, belegen. Die Anwendung von Beinwellpräparaten ist ausschließlich für die äußerliche Nutzung auf unverletzter Haut empfohlen. Während der Schwangerschaft und Stillzeit sowie bei der Behandlung von Kindern sollte auf Beinwell verzichtet werden.

Arnika
Arnica montana

»Schlag, Stoß oder Fall, Arnika hilft überall« – ein Spruch, der im Alpenraum bis heute Gültigkeit hat. Die jahrhundertealten Anwendungen von Arnika als einem der bewährtesten Heilmittel der europäischen Volksmedizin bei Muskel- und Gelenkbeschwerden lassen sich mittlerweile wissenschaftlich bestätigen: Arnika wirkt durch die sogenannten Sesquiterpenlactone, Flavonoide und das ätherische Öl entzündungshemmend und schmerzlindernd. Wichtig ist allerdings, Arnika allein äußerlich und nur auf unverletzter Haut aufzutragen. Die Konzentration der Tinktur sollte für die Anwendung auf das 3- bis 5-Fache verdünnt und kann bis zu 3-mal täglich angewendet werden.

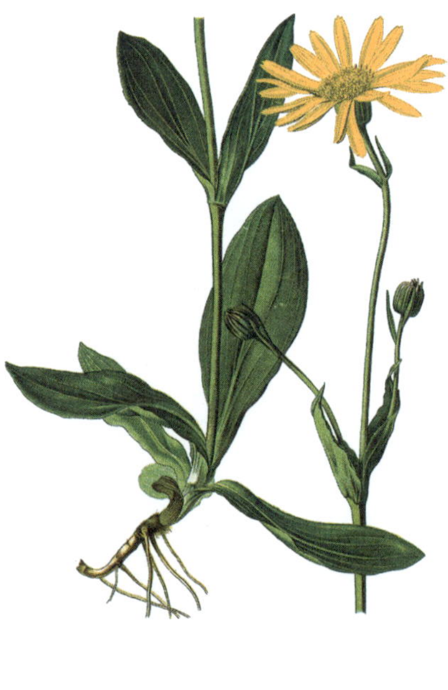

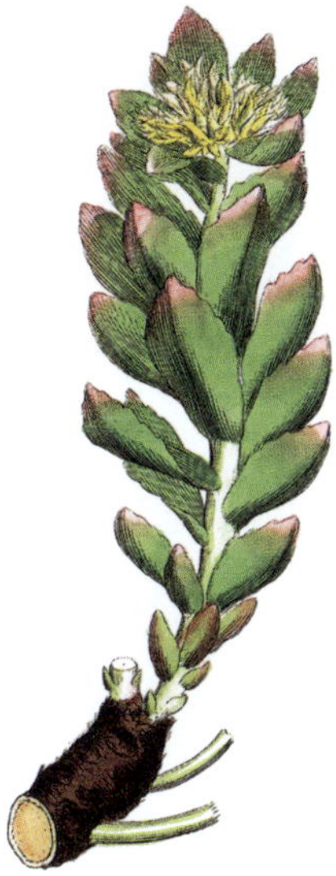

Rosenwurz
Rhodiola rosea

Seit mindestens 400 Jahren setzt man die Rosenwurz im Alpenraum zur Unterstützung der geistigen und körperlichen Fitness ein. Zuletzt wurde die Pflanze ausgiebig untersucht: Insbesondere die im Rhizom enthaltenen Zimtalkoholderivate und das Salidrosid unterstützen den Muskelaufbau, fördern die mentale Widerstandsfähigkeit und verbessern nachweislich die Reaktionsgeschwindigkeit. Tagesdosierung: zwischen 144 und 400 mg eines Trockenextrakts, am besten in der ersten Tageshälfte einnehmen!

Quendel
Thymus pulegioides

Quendel, den man auch Feldthymian nennt, ist bekannt für seinen aromatischen Duft. Er enthält ätherisches Öl, das die Hautdurchblutung fördert und Muskelbeschwerden verbessern kann. Die ebenfalls enthaltene Rosmarinsäure wirkt entzündungshemmend und leicht schmerzstillend. Quendel wird hierfür in unterschiedlichsten Zubereitungen äußerlich verwendet. Alkoholische Einreibungen aus Quendelkraut werden durch zweiwöchiges Ansetzen von 100 g getrocknetem Kraut in 500 ml Alkohol (70 Vol.-%) hergestellt.
Für ein Quendelbad 100 g Kraut mit 2 l kochendem Wasser aufbrühen, 10 Minuten ziehen lassen und die gewonnene Lösung dem Badewasser beifügen. Bei Muskelverspannungen und Muskelschmerzen 1-mal täglich ein 20-minütiges Bad nehmen.
Quendel ist gut verträglich – nur während akuter rheumatischer Schübe, bei stark entzündlichen Hauterkrankungen, fiebrigen Infekten oder ausgeprägten Herz-Kreislauf-Erkrankungen besser auf warme Bäder verzichten.

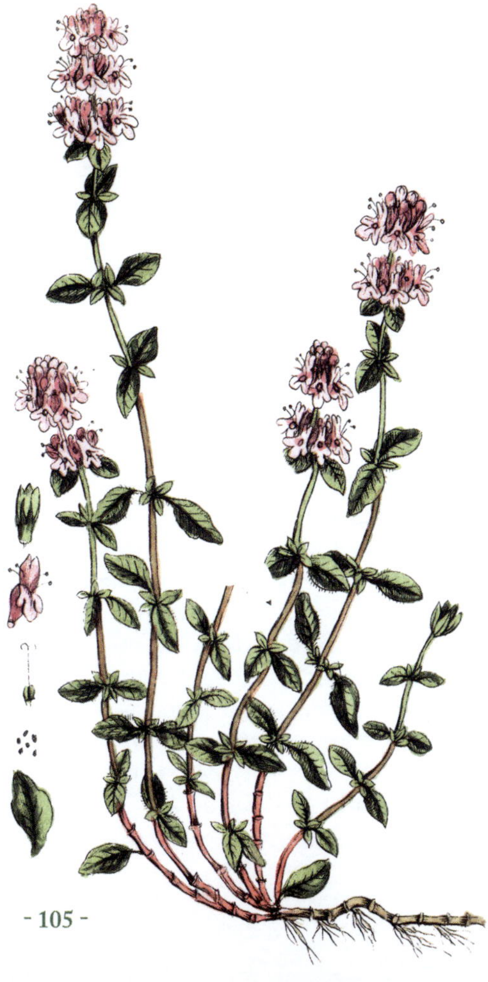

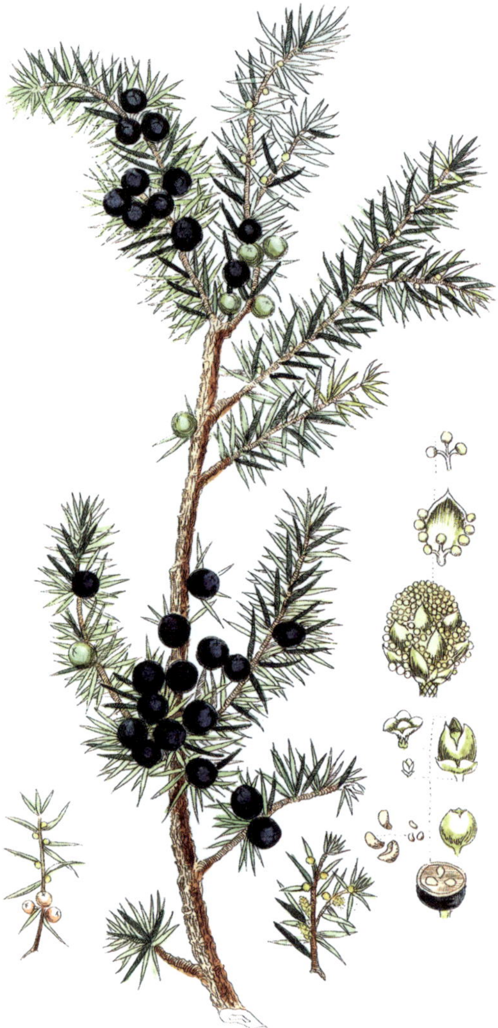

Wacholder
Juniperus communis

Zubereitungen aus Nadelhölzern wie Latsche, Wacholder oder Fichte haben sich als Mittel zur Schmerzreduktion an Muskeln und Gelenken bewährt. Das im Wacholder enthaltene ätherische Öl hat entzündungshemmende Effekte, fördert die Durchblutung des Gewebes und trägt zur Entspannung der Muskulatur bei. Entzündungen und Schmerzen an den Muskeln lassen sich so lindern. Ideal sind hierzu vor allem die Beeren: Diese werden am besten vor der Anwendung zerkleinert und als Tinktur angesetzt. In der alpinen Volksmedizin werden darüber hinaus auch Abkochungen aus den Beeren und Zweigen in das Badewasser gegeben, oder es werden die zerquetschten Beeren erwärmt und so heiß wie möglich auf schmerzende Stellen aufgelegt. Sogar in der Tierheilkunde gilt der Wacholderspiritus als probates Mittel bei Problemen im Bewegungstrakt von Kuh, Pferd und Schwein.

Rezept

Zillertaler Wacholdersalbe

Zutaten

20 g grüne Wacholderbeeren
50 g Olivenöl
5 g Bienenwachs

Zubereitung

Die frischen grünen Wacholderbeeren zerdrücken und im Olivenöl zusammen mit dem Bienenwachs langsam erwärmen. Das Ganze bei leichter Hitze (ca. 60 °C) unter mehrmaligem Umrühren 30 Minuten ziehen lassen. Anschließend wird die noch flüssige Lösung abfiltriert, eventuell kalt gerührt und in einen Tiegel abgefüllt.

Bei Muskelkater, Gelenkschmerzen und Verstauchungen die Wacholdersalbe bis zu 3-mal täglich auf die betroffenen Stellen auftragen.

Wacholderspiritus

Zutaten

100 g Wacholderbeeren
500 ml Alkohol (50 Vol.-%)

Zubereitung

Die Wacholderbeeren mit dem Alkohol übergießen und gut verschlossen für 2 Wochen an einen dunklen Platz stellen. In dieser Zeit mehrmals schütteln. Anschließend die Lösung in eine saubere Flasche abfiltrieren. Für die Herstellung von Wacholderspiritus sind neben den Beeren auch die Nadeln geeignet. Auch hier nimmt man 100 g Nadeln sowie Sprossspitzen und 500 ml Alkohol.

Bei Muskelverspannungen und Muskelschmerzen den Wacholderspiritus bis zu 3-mal täglich als Umschlag auf die betroffenen Stellen auflegen.

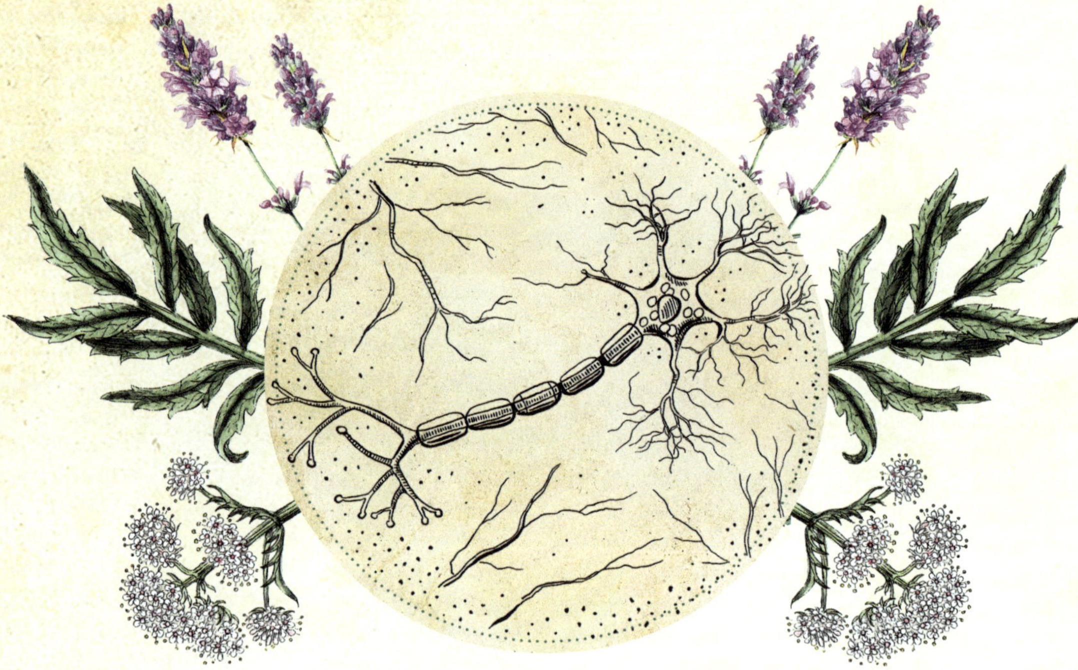

Die Nerven und ihre Pflanzen

Wie ein Netz aus Kabeln durchzieht das Nervensystem unseren Körper. Dieses hochkomplexe System steuert unser ganzes Leben. Johanniskraut und Lavendel tun ihm besonders gut.

Die Nervenbahnen eines erwachsenen Menschen sind aneinandergelegt bis zu 780.000 Kilometer lang – das entspricht in etwa der Distanz von der Erde zum Mond und wieder zurück. Ihr Gewicht hingegen macht nur gut zwei Kilo aus, also nicht mehr als zwei Packerl Mehl. Schon dieses Verhältnis zeigt, wie filigran das System aus Nervenzellen ist, das unseren gesamten Körper durchzieht und das Zusammenspiel von Reiz und Reaktion steuert – in Bruchteilen von Sekunden.

Die Nervenbahnen in Gehirn und Rückenmark, sicher eingebettet in Schädel und Wirbelkanal, nennt man zentrales Nervensystem. Sie sind zuständig für logisches Denken, Bewusstsein, Bewegungskoordination und für Gefühle. Alle anderen Nervenbahnen, die Signale zwischen den Organen, Muskeln und anderen Körperregionen ans Hirn übertragen, werden peripheres Nervensystem genannt und ziehen sich als Nervenfasern durch den gesamten Körper. Es gibt Nervenbahnen in unserem Körper, die bewusst gesteuert werden und beispielsweise gezielte Bewegungen von Armen oder Beinen auslösen; und es gibt solche, die unbewusst lebenswichtige Funktionen wie Herzschlag, Atmung und

Verdauung regulieren. Damit das Nervensystem reibungslos arbeitet, tauschen Nervenzellen elektrische und chemische Signale aus. Eine einzelne Nervenzelle kann bis zu 1000 Verbindungen zu anderen Neuronen aufbauen und Signale von bis zu 100.000 weiteren Nervenzellen empfangen. Die Kontaktstellen zwischen den Zellen, die Synapsen, ermöglichen diese Signalübertragung. Es gibt chemische und elektrische Synapsen: Chemische Synapsen nutzen Botenstoffe, um Signale weiterzugeben. Dieser Vorgang dauert nur wenige Millisekunden und ist entscheidend für Prozesse wie Lernen und Gedächtnis. Elektrische Synapsen hingegen übertragen Signale ultraschnell direkt über spezielle Zellverbindungen und sind besonders wichtig für manche Reflexe und koordinierte Bewegungen. Das Nervensystem steuert nicht nur unsere Bewegungen, sondern auch unser Wohlbefinden. Besonderen Einfluss haben dabei der »Fluchtnerv«, der Sympathikus, der den Körper bei Stress aktiviert, und der »Ruhenerv«, der Parasympathikus, der für Entspannung sorgt. Nur wenn die beiden nicht zu einseitig belastet sind, fühlen wir uns wohl.

Ein gesundes Nervensystem braucht Schlaf, Bewegung und eine ausgewogene Ernährung mit viel Fisch oder Nüssen, B-Vitaminen für die Regeneration der Nervenzellen sowie Magnesium und Antioxidantien. Regelmäßige Bewegung, vor allem Ausdauer- und Koordinationstraining, fördert die Durchblutung des Gehirns und stärkt die neuronale Plastizität. Der Parasympathikus, der für Entspannung und Regeneration zuständig ist, lässt sich durch Meditation, Atemübungen und ausreichend Schlaf gezielt unterstützen. Gleichzeitig halten geistige Herausforderungen, etwa das Erlernen neuer Fähigkeiten oder soziale Kontakte, das Nervensystem aktiv und leistungsfähig.

Auch Heilpflanzen können die Signalübertragung im Nervensystem beeinflussen: Johanniskraut etwa fördert die Aktivität der Signale zwischen den Nervenzellen und kann stimmungsaufhellend wirken, während Baldrian und Lavendel vor allem beruhigen und entspannen und dafür sorgen, dass uns nichts so schnell aus der Ruhe bringt.

Baldrian
Valeriana officinalis

Die beruhigende Wirkung von Baldrian entsteht durch das Zusammenspiel mehrerer Wirkstoffe, die Entspannung fördern sowie Stress und Nervosität lindern können. Zusammen wirken sie entspannend und erleichtern das Einschlafen. Dank seiner beruhigenden Wirkung eignet sich Baldrian auch bei Nervosität und stressbedingten Beschwerden. Im Gegensatz zu anderen beruhigenden Heilpflanzen soll Baldrian ausgleichend auf die Psyche wirken und Angst sowie Unruhe reduzieren, ohne tagsüber müde zu machen. Für Tees bis zu 3-mal täglich 1 TL der getrockneten Wurzel in 200 ml kochendem Wasser als Aufguss zubereiten. Zur Unterstützung des Schlafs eine halbe bis ganze Stunde vor dem Schlafengehen und – falls notwendig – mit einer zusätzlichen Dosis am Abend trinken.

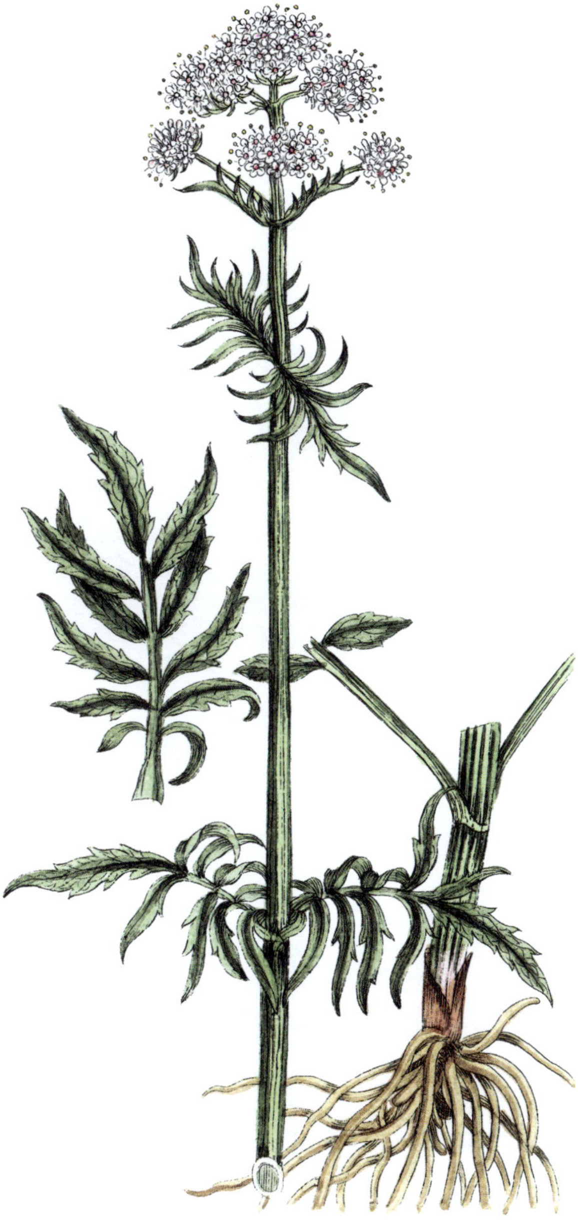

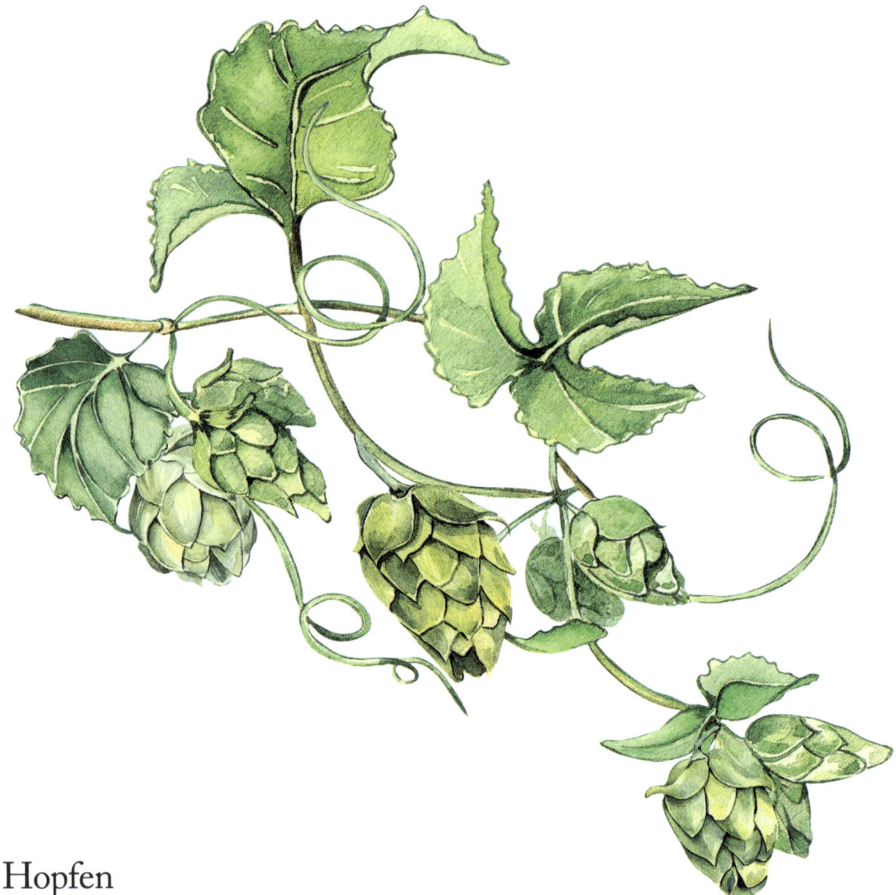

Hopfen
Humulus lupulus

Die in den Hopfenzapfen enthaltenen Bitterstoffe wirken beruhigend und können beim Einschlafen helfen. Auch die flüchtigen Substanzen, die bei der Verarbeitung und Lagerung von Hopfen entstehen, tragen dazu bei: Sie entfalten ihre Wirkung über flüchtige Inhaltsstoffe, somit eignet sich ein mit Hopfen gefülltes Kräuterkissen unter dem Kopfpolster bei Einschlafstörungen. Mit Hopfen lassen sich also Schlafprobleme auf sanfte Weise lindern – ein Effekt, der auch durch klinische Studien belegt ist. Seine Wirkung entfaltet ebenfalls ein Tee, hierfür 2 TL zerkleinerte Hopfenzapfen mit 200 ml kochendem Wasser übergießen, 5 Minuten ziehen lassen und anschließend abseihen.

Melisse
Melissa officinalis

Hildegard von Bingen bezeichnete die Melisse als »Herztrost«, angewendet wurde sie vor allem bei nervösen Herzbeschwerden. Tatsächlich wirkt Melisse beruhigend, angstlösend und schlafanstoßend. Da sie besonders im Magen krampflösend wirkt, ist eine Anwendung bei stressbedingtem, nervösem Magen, der oft mit Unruhe einhergeht, sinnvoll. Für die beruhigende Wirkung der Melissenblätter dürfte das nur in kleinen Mengen enthaltene ätherische Öl (dessen Hauptbestandteile nach Zitrone riechen) verantwortlich sein. Die Vorräte an Melissenblättern sollte man immer frisch halten, da die getrockneten Blätter innerhalb eines Jahres die Hälfte des ätherischen Öls und somit an Wirksamkeit verlieren. Für 1 Tasse Tee 2 TL Melissenblätter mit 200 ml kochendem Wasser übergießen.

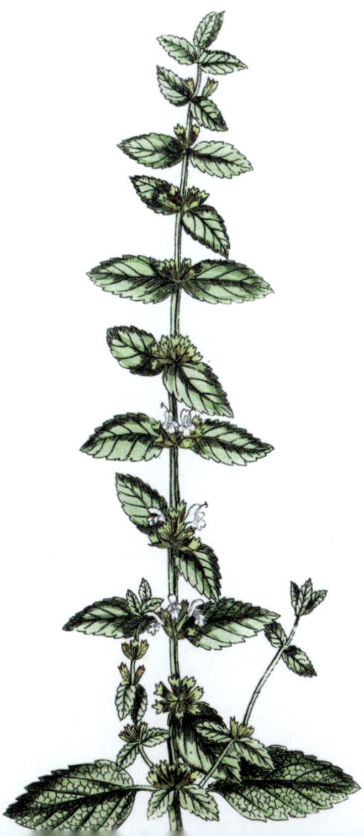

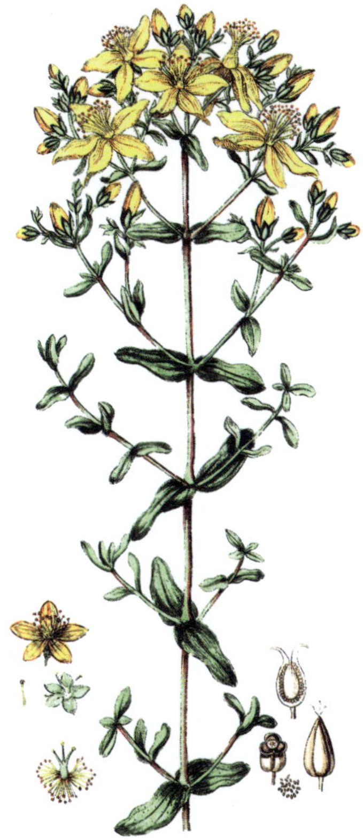

Johanniskraut
Hypericum perforatum

Im Mittelalter hieß das Kraut Jageteufel, da man glaubte, es könne bedrückende, dämonische Gedankten vertreiben. Heute wissen wir: Für den stimmungsaufhellenden Effekt sind vor allem die in den oberirdischen Teilen vorkommenden Pflanzenwirkstoffe verantwortlich, die die Verfügbarkeit von Botenstoffen wie Serotonin erhöhen, indem sie deren Abbau hemmen. Das kann sich positiv auf die Stimmung und emotionale Stabilität auswirken. Klinische Studien belegen diese Wirkung, dabei wurden die besten Ergebnisse mit hoch angereicherten Extrakten in Form von Kapseln oder Tabletten erreicht. Vorsicht: Johanniskraut kann die Wirkung zahlreicher gleichzeitig eingenommener Medikamente abschwächen.

Lavendel
Lavandula angustifolia

In der modernen Kräuterkunde schätzt man den Echten Lavendel vor allem wegen seiner beruhigenden und entspannenden Wirkung. Dadurch eignet er sich nicht nur als Schlafmittel, sondern auch bei Unruhe und leichten Angstzuständen. Studien zeigen, dass Lavendelöl bei leichten Angststörungen ähnlich effektiv sein kann wie Benzodiazepine, und offenbar kann Lavendel nicht nur angstlösend, sondern auch antidepressiv wirken. Der wichtigste Wirkstoff des Lavendels ist sein ätherisches Öl: Es reduziert die übermäßige Freisetzung jener chemischen Signale, mit denen unsere Nervenzellen kommunizieren. Die Wirkstoffe werden über das Verdauungssystem, die Haut und die Atemwege aufgenommen, deshalb lässt Lavendel sich als Tee oder auch als Öl für Inhalationen und Massagen verwenden. Für entspannende Einreibungen vermengt man 2–4 Tropfen Lavendelöl mit 10 ml Mandelöl. Lavendel gilt als gut verträglich.

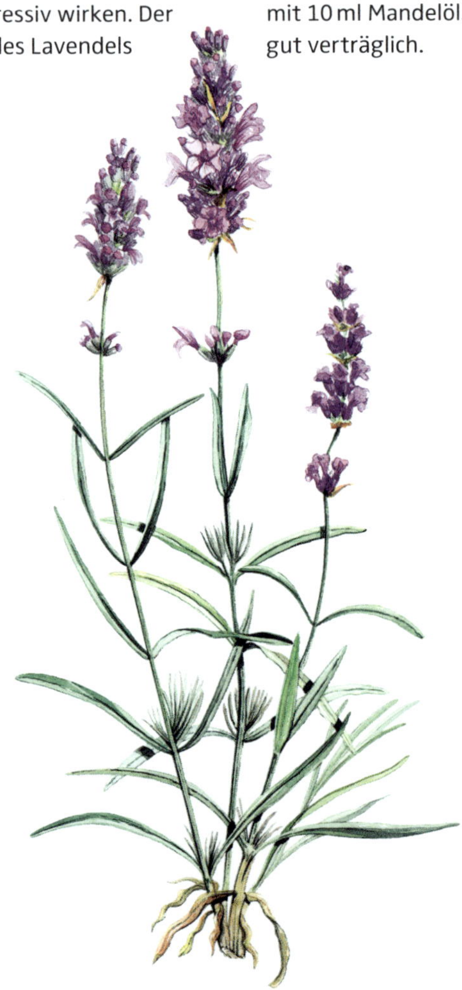

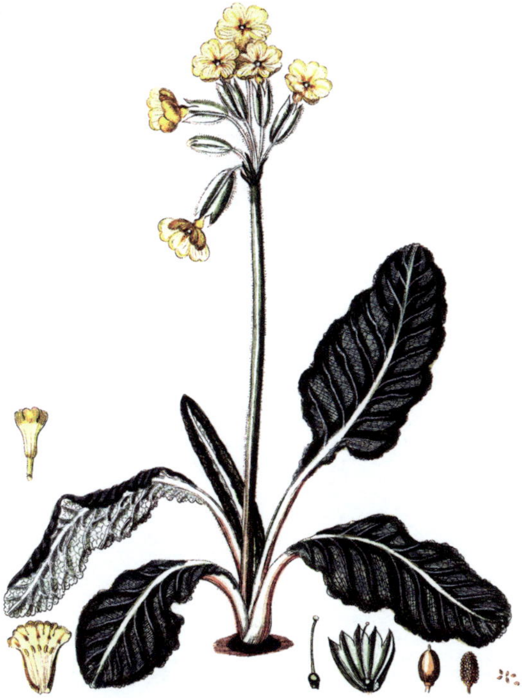

Schlüsselblume
Primula elatior & Primula veris

Die Schlüsselblume gehört zu den ersten Blumen des Jahres und galt in der Antike als symbolischer Türöffner für den Frühling. In alpinen Sagen wird sie bis heute als Schlüssel zu verborgenen Schätzen beschrieben. Neben ihrer bekannten Wirkung als schleimlösendes Hustenmittel wird die Schlüsselblume in der alpinen und europäischen Volksheilkunde seit Jahrhunderten auch als natürliches Nervenmittel eingesetzt. Besonders das Kraut und die Blüten werden als beruhigender Tee verwendet. Wissenschaftliche Studien zur Schlüsselblume sind bisher allerdings nur spärlich vorhanden. Zur Zubereitung des Tees übergießt man 1 TL getrocknete Blüten mit kochendem Wasser, lässt ihn 5 Minuten ziehen und seiht ihn anschließend ab. Bis zu 3-mal täglich 1 Tasse trinken.

Rezept

Massageöl bei Neuralgien

Zutaten

50 ml Johanniskrautöl
30 Tr. ätherisches Lavendelöl

Zubereitung

Alle Zutaten in eine Tropfflasche geben, gut verschließen und kurz schütteln. Bei Bedarf 2- bis 3-mal täglich 5–10 Tropfen der Ölmischung auf die betroffene Hautpartie geben und einmassieren.

Duftendes Schlafkissen

Zutaten

30 g Hopfen
30 g Lavendel
20 g Melisse

Zubereitung

Die getrockneten Kräuter zu gleichen Teilen in ein Kissen füllen und unter das Kopfkissen legen. Damit die Wirkung erhalten bleibt, sollten die Kräuter alle 2 Wochen erneuert werden.

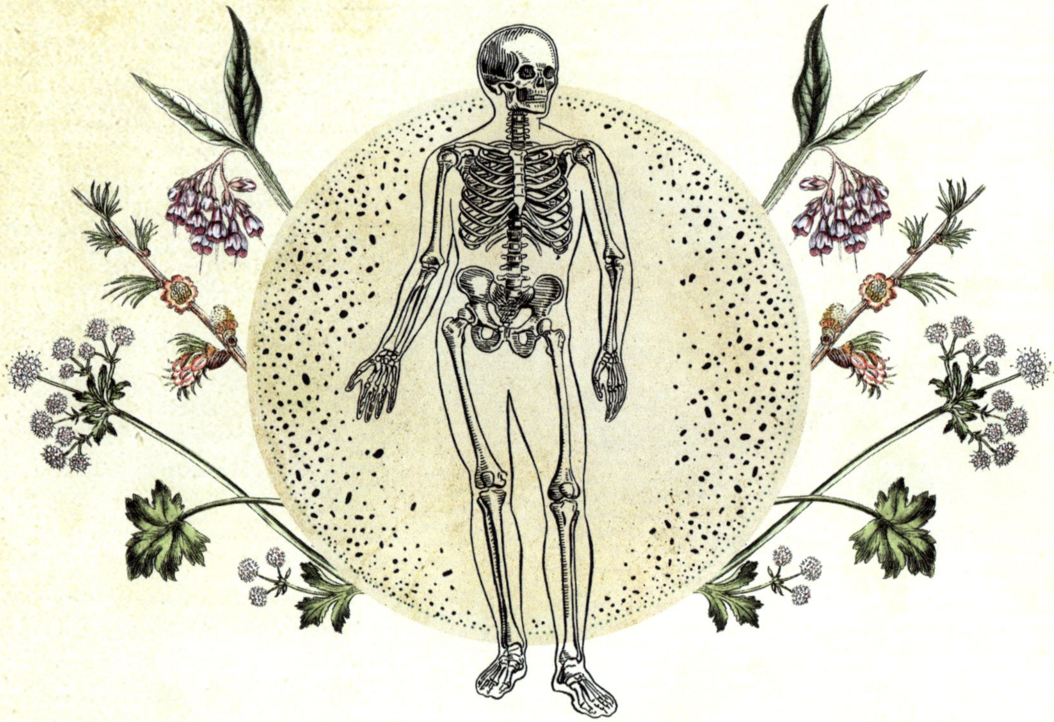

Die Knochen und ihre Pflanzen

Sie schützen die Organe, geben dem Körper Halt, brauchen aber auch Unterstützung: Was unsere Knochen stark hält und was Wacholder und Beinwell bewirken können.

Als Forscher nach einer Formel suchten, um Stahl widerstandsfähiger gegen Ermüdung zu machen, fanden sie Inspiration im menschlichen Körper: genauer gesagt im Knochengewebe. Dieses setzt sich hauptsächlich aus Kollagenfasern und mineralischen Bestandteilen wie Kalzium und Phosphat zusammen. Gemessen an seinem Gewicht ist Knochengewebe stabiler als Beton und zugleich elastischer als Stahl. Man hat hier einen Bauplan von erstaunlicher Effizienz vor sich. Dabei besteht das menschliche Skelett aus mehr als 200 Knochen – die weit mehr leisten, als uns nur aufrecht zu halten. Sie stabilisieren den Körper, ermöglichen Bewegung und schützen unsere lebenswichtigen Organe: Der Rippenbogen beispielsweise umschließt das Herz, der Schädel das Gehirn.

Je nach Funktion sind unsere Knochen unterschiedlich geformt und spezialisiert: Die Oberschenkelknochen beispielsweise sind als Röhrenknochen auf Stabilität und Belastbarkeit ausgelegt, während andere wie das Schulterblatt als flache Knochen schützende Funktion übernehmen können.

Im Inneren unserer Knochen reifen Blutzellen heran. Sie speichern wichtige Mineralstoffe und geben sie bei Bedarf an den Körper ab. Knochen sind kein starres Gerüst, sondern sie erneuern sich ständig. Ihre Zellen bauen unaufhörlich neues Gewebe auf, dafür sind die sogenannten Osteoblasten zuständig, während altes abgetragen wird – die Aufgabe der Osteoklasten. Dieses fein austarierte Gleichgewicht verändert sich mit dem Lebensalter und der Hormonlage, ebenso hat die jeweilige körperliche Belastung einen Einfluss darauf.

Der komplette Austausch des menschlichen Knochengewebes, »bone remodeling« genannt, dauert gut zehn Jahre und unterliegt einem komplexen Prozess, bei dem Hormone, Mineralstoffe und Vitamine und körperliche Aktivität zusammenwirken.

Apropos: Knochen brauchen Bewegung, um stark zu bleiben. Bei Aktivitäten wie Gehen oder Laufen entstehen mikroskopisch kleine Risse, die den Reparaturmechanismus des Körpers in Gang setzen. Jede Belastung trägt also dazu bei, die Knochendichte zu verbessern. Für ihre Festigkeit brauchen Knochen zusätzlich Nährstoffe. Kalzium ist ein Schlüsselmineral. Es steckt nicht nur in Milchprodukten und bestimmten Mineralwässern, sondern auch in pflanzlichen Lebensmitteln wie Grünkohl oder Brokkoli oder Tofu. Außer Kalzium spielen auch noch andere Vitalstoffe eine zentrale Rolle: Magnesium, Vitamin K und Zink unterstützen vielfältige Prozesse im Knochenstoffwechsel – vom Aufbau bis zur Stabilisierung. Gute Quellen finden sich in Nüssen, Vollkornprodukten oder fermentierten Lebensmitteln.

Bewegung, vor allem Krafttraining und Aktivitäten wie Laufen oder Springen, stimuliert zusätzlich den Knochenaufbau. Laut Studien verbessert bereits moderate regelmäßige Belastung die Knochendichte und kann das Risiko für Frakturen im Alter senken. Zusätzlich können Heilpflanzen die Knochengesundheit durch ihre entzündungshemmenden, durchblutungsfördernden oder regenerationsanregenden Inhaltsstoffe unterstützen.

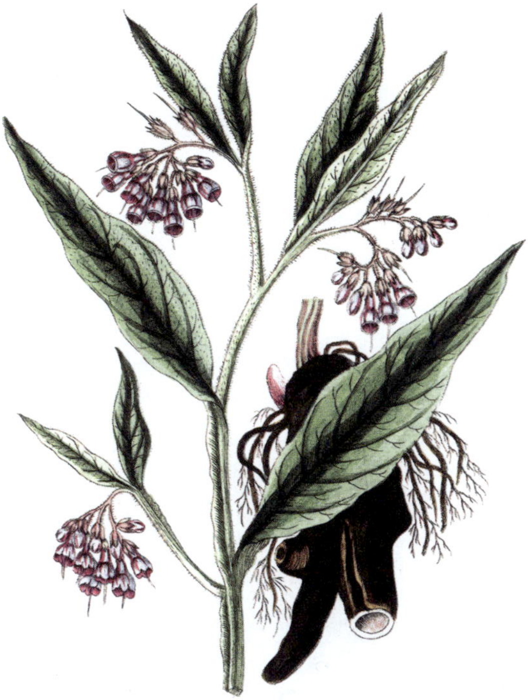

Beinwell
Symphytum officinale

Beinwell ist eine der bekanntesten Heilpflanzen bei Knochenbrüchen, Prellungen und Sehnenverletzungen. Schon im alten Rom hieß es, Beinwell könne »Knochen im Kochtopf zusammenwachsen lassen«, und auch im Mittelalter fand die Wurzel über Jahrhunderte Anwendung bei Knochenbrüchen und Wunden. Heute wissen wir um die günstigen Inhaltsstoffe, die dafür verantwortlich sind: Wirkstoffe wie Allantoin unterstützen die Zellregeneration, während Rosmarinsäure und Glykopeptide entzündungshemmend wirken. In einer Studie konnte gezeigt werden: Eine Beinwellsalbe ist bei akuten Knöchelverstauchungen sogar wirksamer als ein konventionelles Arzneimittel. Beinwell darf ausschließlich äußerlich, auf unverletzter Haut, angewendet werden.

Sanikel
Sanicula europaea

Sanikel oder auch Heilwurz war früher fester Bestandteil vieler Wundsalben, vermischt mit Lärchenharz trug man die Salbe auf Brüche auf. Heute ist Sanikel weitgehend in Vergessenheit geraten. Doch die moderne Forschung zeigt zunehmend Interesse: Aktuelle Studien der Universität Wien weisen darauf hin, dass seine Inhaltsstoffe tatsächlich Potenzial haben, die Wundheilung zu fördern. Verwendet werden Wurzel und Kraut, zusammen mit pflanzlichem Öl und Bienenwachs zur Salbe gekocht.

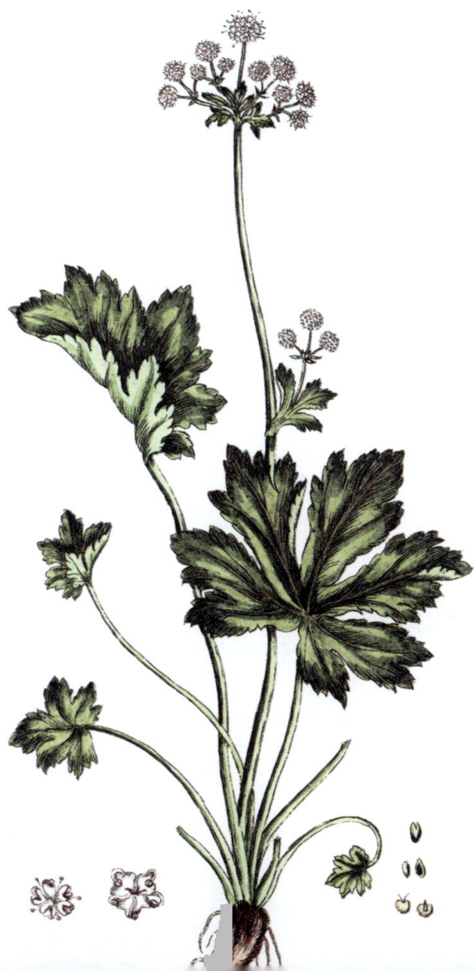

Arnika
Arnica montana

Die entzündungshemmenden und schmerzlindernden Eigenschaften der Arnika machen sie besonders nach stumpfen Verletzungen oder intensiver körperlicher Belastung so wertvoll. Zwar beschleunigt Arnika bei Knochenbrüchen nicht direkt die Heilung, kann aber Schmerzen lindern und Schwellungen reduzieren – was den Heilungsverlauf positiv beeinflusst. Verantwortlich sind Inhaltsstoffe wie Helenalin, die entzündungsfördernde Zellfaktoren hemmen und das Immunsystem regulieren. Studien zeigen: Arnika-Gel kann bei Gelenkbeschwerden wie Arthrose ähnlich gut wirken wie ein Ibuprofen-Gel – mit deutlich verbesserter Beweglichkeit und weniger Schmerzen. Wichtig: Arnika ausschließlich äußerlich anwenden – und niemals auf offenen Wunden!

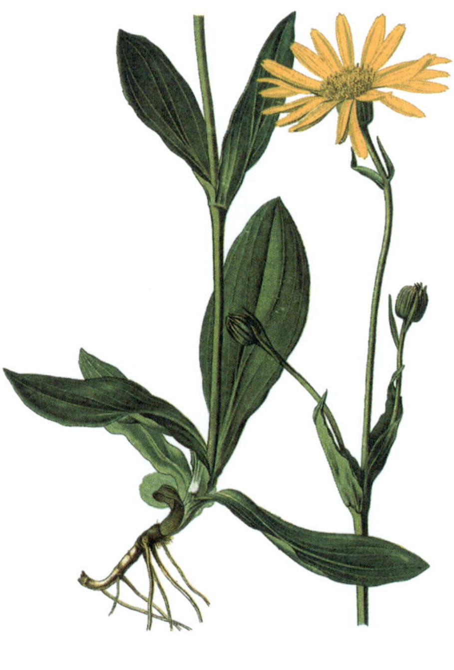

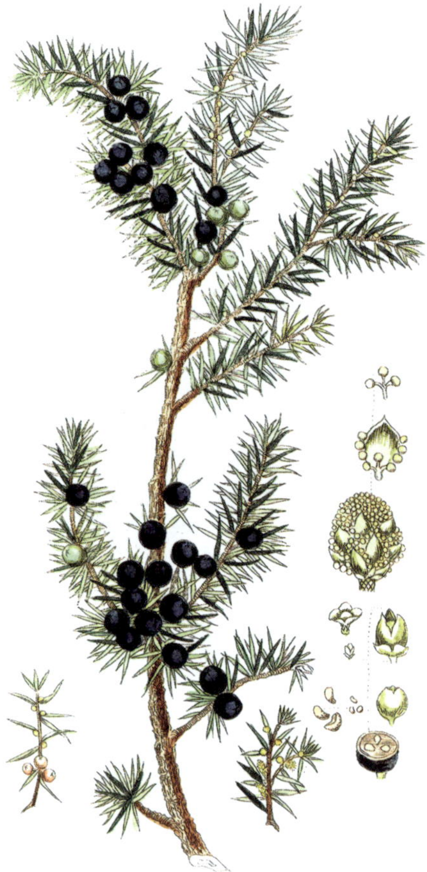

Wacholder
Juniperus communis

Wacholder als Heilmittel macht man sich traditionell in Form von Salben und Ölauszügen zunutze – bei Gelenkschmerzen, Rückenschmerzen und zur unterstützenden Behandlung nach Knochenbrüchen. Das in seinen Zweigen, Nadeln und Beeren enthaltene ätherische Öl fördert die Durchblutung und wirkt entzündungshemmend. Innerlich als Tee verwendet, regt dieser den Stoffwechsel und die Wasserausscheidung an. Früher sah man in Tees, die den Stoffwechsel anregen, eine Möglichkeit, um Entzündungen zu reduzieren.

Lärche
Larix decidua

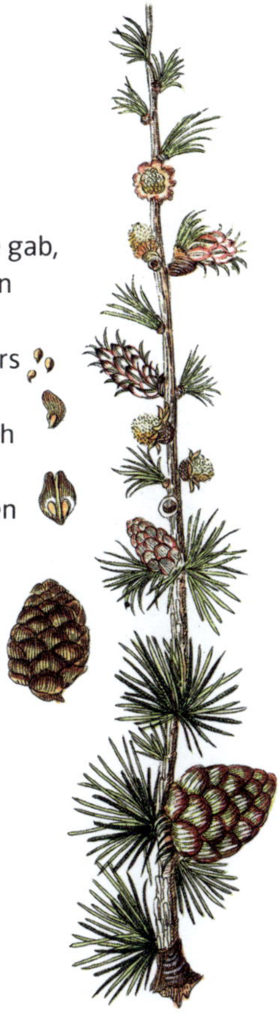

Bevor es moderne Gipsverbände gab, bereitete man mit verschiedenen Baumharzen und Getreidemehl Pflaster und Verbände. Besonders das Lärchenharz, als »Lörgat« bekannt, wird bis heute äußerlich angewendet: Es soll die Durchblutung fördern, kann Schmerzen lindern und die Heilung bei Verletzungen oder Reizungen im Bereich von Knochen und Gelenken unterstützen. Aktuelle Forschungen zeigen eine Wirksamkeit bei Abszessen und Wunden – Anwendungen, für die übrigens auch schon die alten Römer das Lärchenharz aus den Alpen schätzten.

Fichte
Picea abies

Früher nutzten sogenannte »Boanbruchheiler« die Bastrinde der Fichte, um Knochenbrüche zu fixieren. Gleichzeitig diente Fichtenharz ähnlich wie jenes der Lärche zur Herstellung von Pflastern und Verbänden, die man bei Gelenkbeschwerden und Knochenbrüchen auflegte. Heute steht vor allem die wundheilende Wirkung des Harzes im Vordergrund. In einer kleineren klinischen Studie zeigte sich: Eine Fichtenharzsalbe war bei der Behandlung von Druckgeschwüren deutlich wirksamer als ein herkömmliches Zellulosepflaster. Auch bakterielle Infektionen klangen unter der Harzanwendung schneller ab.

Rezept

Nachbehandlung bei Knochenbrüchen

Zutaten

10 g Beinwellwurzel
5 g Arnikablüten
10 g Wacholderbeeren
250 ml Alkohol (40 Vol.-%)

Zubereitung

Die Zutaten werden 2 Wochen lang in Alkohol angesetzt, danach wird die Mischung abfiltriert und in dunkle Flaschen gefüllt. Bei Bedarf kann die Einreibung als Nachbehandlung nach der Gipsentfernung 2- bis 3-mal täglich angewendet werden.

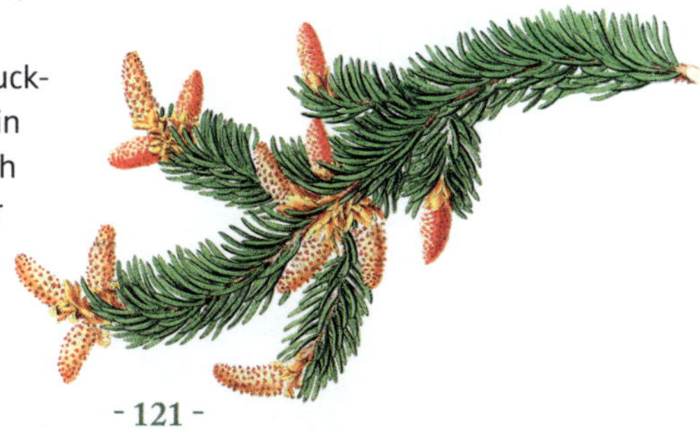

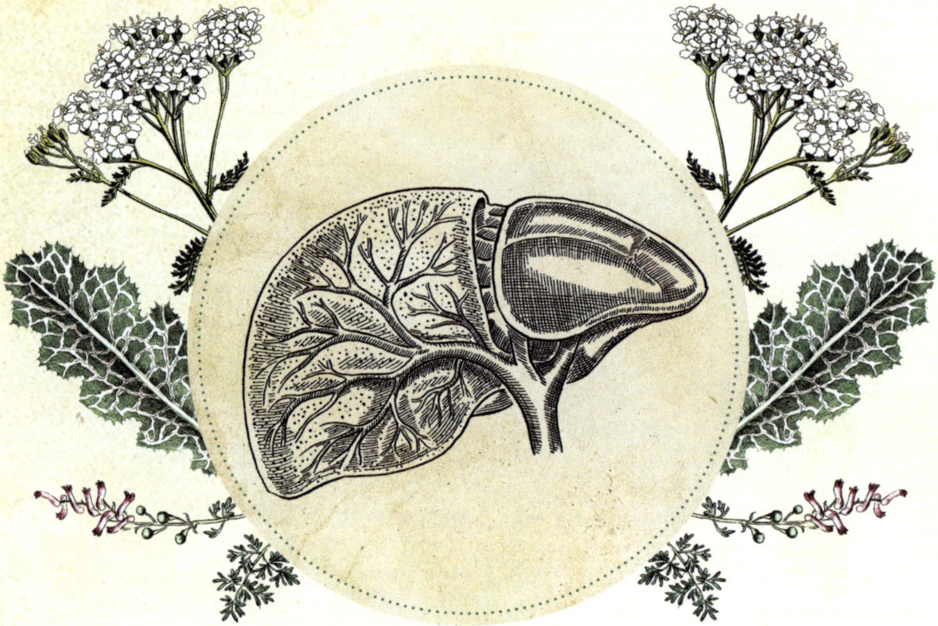

Die Leber und ihre Pflanzen

Die Mariendistel gilt als besonders wirksam, wenn es darum geht, die Leber zu stärken. Aber auch andere Heilkräuter leisten dem Organ wertvolle Dienste, wenn wir hin und wieder über die Stränge schlagen.

Die Leber ist eines der größten Organe unseres Körpers. Sie liegt im rechten Bauchraum, unter dem Zwerchfell, und füllt mit einem Durchschnittsgewicht von 1,4 Kilogramm den Platz unter den Rippen eines Erwachsenen fast vollständig aus. Als lebensnotwendiges Organ verarbeitet sie Nährstoffe, baut Toxine ab und reguliert den Stoffwechsel. Über das Blut gelangen Nährstoffe wie Vitamine und Mineralien aus unserer Nahrung, aber auch Giftstoffe in unseren Körper. Dabei entscheidet die Leber, welchen Weg durch den Organismus sie im weiteren Verlauf nehmen: Wertvolle Substanzen werden gespeichert, umgebaut und bei Bedarf an die Zellen abgegeben. Schädliche Stoffe werden »ausgesiebt« und über den Darm oder die Niere ausgeschieden.

Außerdem spielt das Organ bei allen Stoffwechselprozessen eine zentrale Rolle: Es hält den Blutzuckerspiegel durch die Speicherung von Glukose als Glykogen konstant, baut bestimmte Blutzellen ab, wandelt den Blutfarbstoff Hämoglobin in Gallenfarbstoffe um und stellt Proteine her, die für die Blutgerinnung wichtig sind. Zusätzlich ist die Leber für die Produktion von Gallenflüssigkeit zuständig, die es ermöglicht, Fette zu spalten und aufzunehmen. Unser moderner Lebensstil mit fettreicher Ernährung und Bewegungsmangel belastet das Organ und kann zu Erkrankungen führen, die oft mit Verdauungsbeschwerden verbunden sind.

Die Naturapotheke bietet uns ein reiches Spektrum an Pflanzen, die die Leber unterstützen, wenn wir ein Glas Wein zu viel getrunken haben oder beim Sonntagsbraten ab und zu über die Stränge schlagen. Bestimmte Heilpflanzen können schützende und regenerative Prozesse in der Leber fördern und so die negativen Auswirkungen von schlechten Ernährungsgewohnheiten und Toxinen mildern, während sie zugleich die Produktion von Verdauungssäften unterstützen. Einige Heilpflanzen schützen die Leberzellen direkt, andere haben eine galletreibende Wirkung und helfen bei Verdauungsbeschwerden wie Völlegefühl und Blähungen.

Artischocken zum Beispiel entfalten in der Leber zellschützende Effekte, verbessern deren Durchblutung und unterstützen ihre Regeneration. Zudem fördern sie die Gallenproduktion und Gallenausschüttung, was die Verdauung unterstützt. Curcumin hingegen, der wirksame Inhaltsstoff der Kurkumawurzel, ist bekannt für seine entzündungshemmende Wirkung und die Förderung der Gallenproduktion. Es gibt deutliche Hinweise auf leberschützende Effekte der Wurzel sowie Untersuchungen, die eine Verbesserung der Leberwerte nach der Einnahme von Kurkuma nahelegen.

Doch auch heimische Pflanzen wie die Mariendistel schützen die Leberzellen vor schädlichen Substanzen und sind wertvolle Mitstreiter, wenn es um die Förderung der Lebergesundheit geht. Eine ausgewogene Ernährung, der Verzicht auf übermäßigen Alkoholkonsum sowie ausreichend Bewegung tragen ebenfalls dazu bei, Leber und Galle langfristig gesund zu erhalten. Bei Gallensteinen oder Entzündungen in der Galle ist jedoch Vorsicht geboten: Auf galletreibende Pflanzen wie Löwenzahn und Artischocke sollte man in solchen Fällen verzichten, um diese Krankheitsbilder nicht zu verschlimmern.

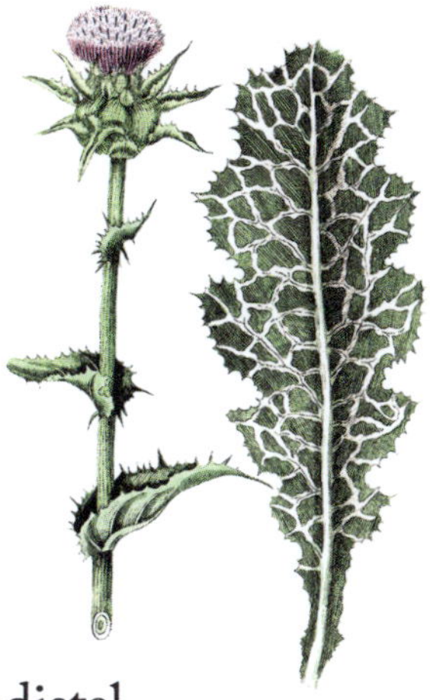

Mariendistel
Silybum marianum

Mehr als 150 Jahre ist es her, dass der Arzt Johann Gottfried Rademacher die leberschützende Wirkung der Mariendistelfrüchte entdeckte und sie fortan in »Rademachers Tinktur« bei Leber- und Milzleiden einsetzte. Silymarin, der Hauptwirkstoff der Mariendistel, fördert die Regeneration der Leberzellen und stärkt ihre schützende Hülle, die verhindert, dass Schadstoffe eindringen. Die vorbeugende Anwendung von Mariendistelpräparaten hat sich als besonders wirksam erwiesen. Für die Leberbehandlung empfehlen sich aufgrund der schlechten Wasserlöslichkeit von Silymarin speziell aufbereitete Fertigpräparate. Ein Tee aus den Mariendistelfrüchten kann hingegen unterstützend bei Verdauungsproblemen wirken und Symptome wie Blähungen und Völlegefühl lindern. Die deutsche Bezeichnung der Pflanze mit ihrem Bezug zur Jungfrau Maria entstammt übrigens einer Legende: Laut dieser seien die weißen Streifen auf den marmorierten Blättern der Heilpflanze aus der Muttermilch entstanden, mit der Maria das Jesuskind stillte. Daher schätzte man die Mariendistel in der Volksmedizin jahrhundertelang als pflanzliches Mittel zur Förderung der Milchbildung.

Löwenzahn
Taraxacum officinale

Löwenzahn ist eine hochwirksame Heilpflanze und ein vielseitig nutzbares Wildgemüse. Im deutschen Sprachraum manifestierte sich seine Beliebtheit und Vielseitigkeit in mehr als 500 volkstümlichen Bezeichnungen wie Pfaffenröhrl, Milchbleaml oder dem immer noch geläufigen Begriff Pusteblume. Keine andere heimische Pflanze besitzt derart viele Namen. Die arabische Medizin verwendete sie schon im 11. Jahrhundert, und auch in der europäischen Volksmedizin gilt Löwenzahn seit langem als entgiftende Pflanze. Aktuelle Untersuchungen deuten darauf hin, dass der Löwenzahn eine leberschützende Wirkung hat und Leberschäden möglicherweise vorbeugen kann. Die Bitterstoffe in Wurzel und Kraut stimulieren die Produktion von Verdauungssäften, einschließlich Gallenflüssigkeit, und verbessern so die Verdauungsfunktion. Ob als Wildgemüse oder in Form von Tees, Schichtsirupen oder Frischpflanzenauszügen – Löwenzahn entfaltet seine gesundheitsfördernde Wirkung in den unterschiedlichsten Formen der Zubereitung.

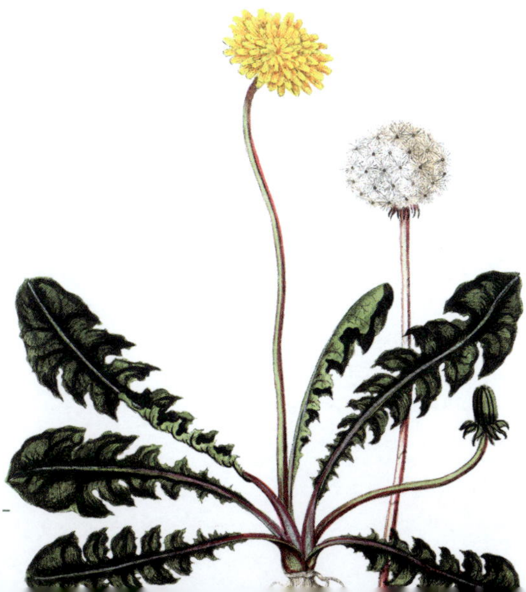

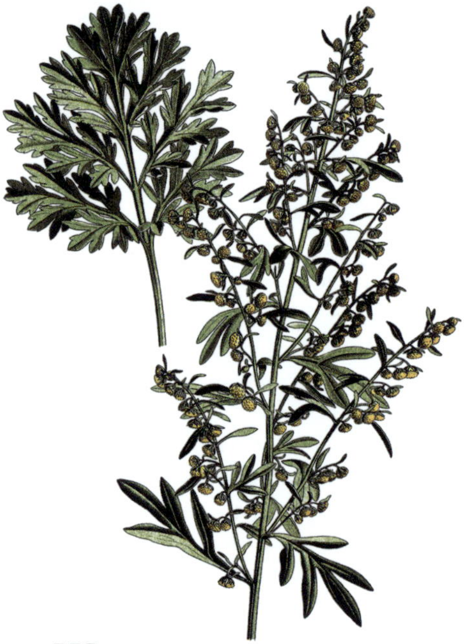

Wermut
Artemisia absinthium

Ein leberwirksamer und galletreibender Effekt wird auch den Bitterstoffen im Wermut nachgesagt. Hildegard von Bingen verabreichte ihn in Form von Kräuterwein. Die Bitterstoffe stimulieren über den bitteren Geschmack an Zunge und Gaumen die Produktion von Gallenflüssigkeit, verbessern dadurch die Nahrungsverwertung und lindern Verdauungsbeschwerden. In der europäischen Volksmedizin wird Wermutwein oder Wermuttee seit Jahrhunderten als Stärkungsmittel nach infektiösen Krankheiten empfohlen, um rasch wieder auf die Beine zu kommen. Anfang des 20. Jahrhunderts schrieb der besonders in der Schweiz bis heute berühmte Kräuterpfarrer Johann Künzle über den Wermut: »Sollte jemand so grün sein wie ein Laubfrosch, mager wie eine Pappel und mit jedem Tag an Gewicht und Fröhlichkeit verlieren, sodass er kaum noch einen Schatten wirft, der möge es doch mit einem Teelöffel Wermuttee alle zwei Stunden versuchen.«

Kurkuma
Curcuma longa

Kurkuma, bereits im Alten Testament als Heilmittel erwähnt, ist spätestens seit dem Kräuterbuch von Jacob Th. Tabernaemontanus aus dem Jahr 1664 in Mitteleuropa als medizinisches Mittel belegt – und das, obwohl Kurkuma ursprünglich in Südostasien beheimatet ist und europäisches Winterklima nicht verträgt. Trotzdem fand sie ihren Weg nach Europa. Kurkumapulver, das auch für die gelbe Färbung von Currypulver verantwortlich ist, ist in der indischen und asiatischen Küche sehr beliebt.
Der Name stammt vom altindischen *kunkuman*, was Safran bedeutet – wohl, weil dieser Lebensmitteln eine ähnliche gelbe Farbe verleiht. Heute wird Kurkuma nicht nur als Gewürz geschätzt, sondern auch für ihre medizinischen Eigenschaften: Curcumin, der wirksame Inhaltsstoff der Kurkumawurzel, ist bekannt für seine entzündungshemmenden Effekte und die Förderung der Gallenproduktion. Es gibt auch deutliche Hinweise auf leberschützende Effekte und Untersuchungen, die eine Reduktion erhöhter Leberwerte bei nichtalkoholischer Fettleber belegen.

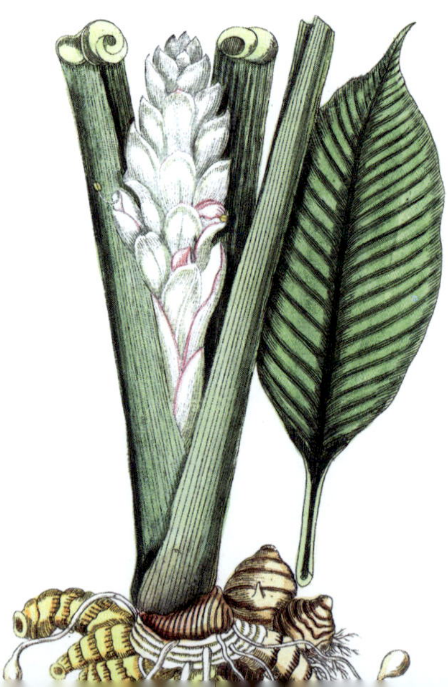

Schafgarbe
Achillea millefolium

Dass die Schafgarbe schon lange für ihre medizinischen Eigenschaften anerkannt wird, spiegelt sich in ihrem Namen wider: Das althochdeutsche Wort *garwa* bedeutet »die Heilende«, und so wurde die Pflanze lange nicht nur bei Verdauungsproblemen, sondern auch bei Frauenbeschwerden und als blutstillendes Mittel genutzt. Die Schafgarbe ist ein typisches aromatisches Bittermittel mit krampflösenden und entzündungshemmenden Eigenschaften. Die sekundären Pflanzenstoffe im Schafgarbenkraut – so zeigen aktuelle Forschungsergebnisse – sind für die galletreibenden und leberwirksamen Effekte verantwortlich. Zusätzlich wirken die ätherischen Öle der Pflanze gegen Krämpfe und Blähungen. Für eine gesundheitsfördernde Wirkung empfehlen sich bei Magenkrämpfen, Blähungen und leichten Gallenkoliken 2–3 Tassen Schafgarbentee oder 3 TL Frischpflanzensaft pro Tag, jeweils zwischen den Mahlzeiten.

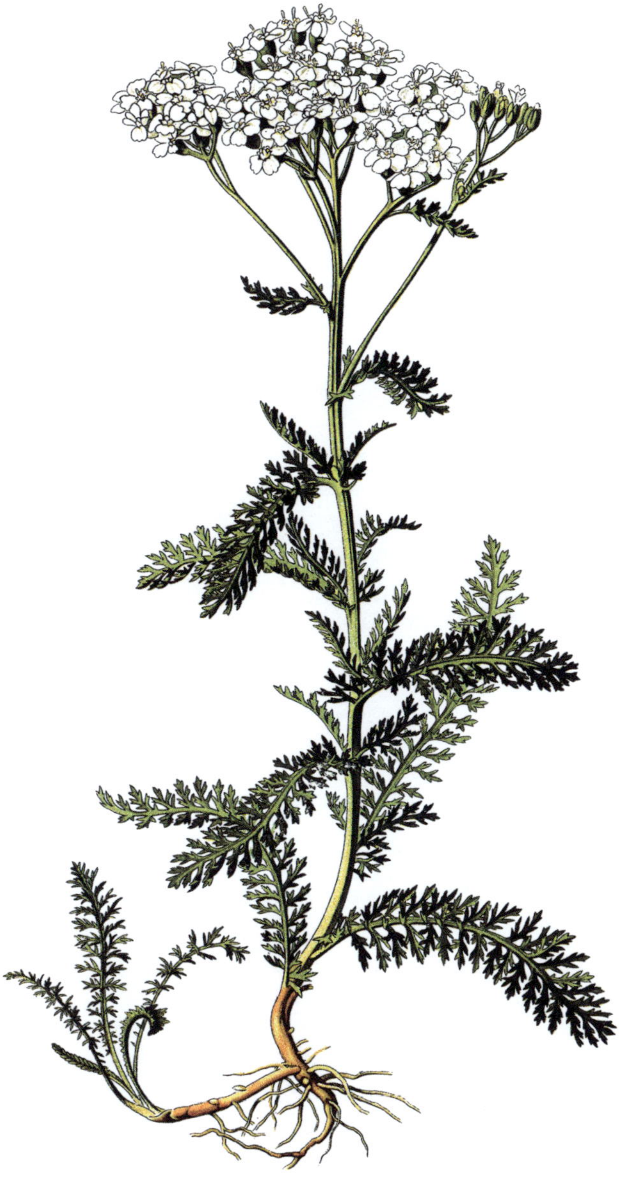

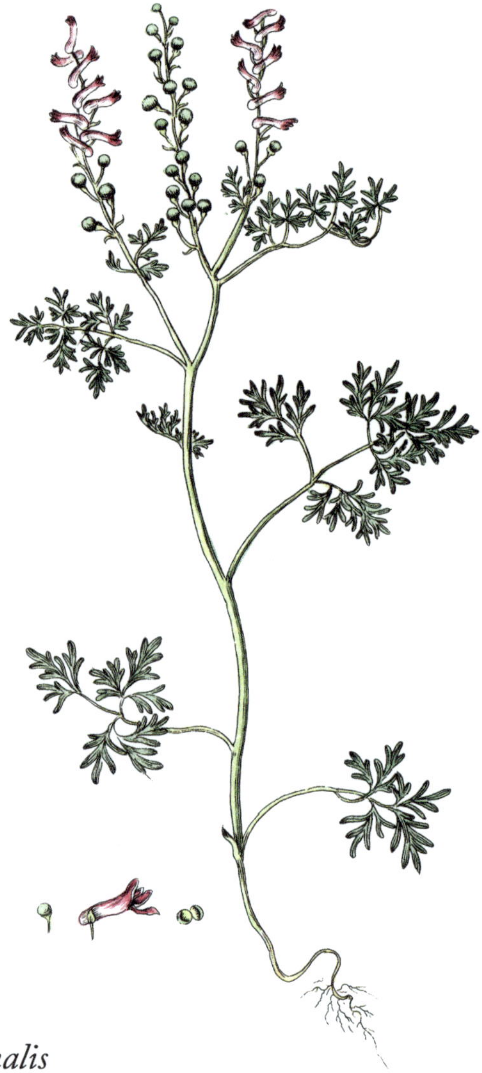

Erdrauch

Fumaria officinalis

Das Erdrauchkraut, ein typisches Ackerunkraut, hat eine lange Tradition als Heilpflanze; seine Anwendung bei Leber- und Gallenleiden ist seit Paracelsus gut dokumentiert. Die in Erdrauch enthaltenen Alkaloide wirken krampflösend auf Gallenwege und Verdauungstrakt; eine Wirkung, die durch klinische Studien belegt ist. Heutzutage wird Erdrauch hauptsächlich unter ärztlicher Aufsicht zur Behandlung von Übelkeit, Völlegefühl und Blähungen im Zusammenhang mit Leber-Galle-Störungen eingesetzt. In der Volksmedizin nutzt man ihn zusätzlich für blutreinigende Frühjahrskuren. Aufgrund seiner historischen äußerlichen Anwendung gegen Krätze wurde er auch Grindkraut genannt.

Rezept

Wermutwein gegen Übelkeit

Zutaten
4 g Wermut
200 ml eines guten handelsüblichen Rotweins

Zubereitung
Wermut grob zerkleinern und mit dem Wein übergießen. Für eine Woche an einen kühlen Ort stellen, das Gefäß in dieser Zeit mehrmals leicht schütteln. Dann abfiltrieren und den gewonnenen Kräuterwein im Kühlschrank lagern. Gegebenenfalls mit etwas Honig süßen.

Zur kurzfristigen Unterstützung der Gallentätigkeit oder bei (Reise-)Übelkeit bis zu 3-mal täglich ein Schnapsglas (2 cl) schluckweise und am besten gekühlt trinken. Nicht geeignet für Kinder, Schwangere, Stillende und alkoholkranke Personen!

Traditioneller Leberwickel

Zutaten
10 g Schafgarbenkraut
200 ml heißes Wasser
1 kleines Stück Stoff
1 Wärmflasche
1 mittelgroßes Handtuch

Zubereitung
Das Schafgarbenkraut mit dem Wasser überbrühen und 10 Minuten ziehen lassen. Dann ein Tuch mit dem abgekühlten Tee befeuchten und auf die Lebergegend legen. Auf das Tuch eine Wärmflasche legen und mit einem trockenen Handtuch fixieren. Nun ruht man sich 20–30 Minuten aus, am besten auf dem Rücken liegend.

Der Leberwickel kann 2-mal täglich aufgelegt werden. Er ist durchblutungsfördernd und soll die Lebertätigkeit unterstützen.

Tee für Leber und Galle

Zutaten
30 g Löwenzahnwurzel
30 g Artischockenblätter
20 g Schafgarbenkraut

Zubereitung
Die grob zerkleinerten Bestandteile nacheinander in eine Schüssel geben, gut vermischen und in lichtgeschützte Teebeutel oder Teedosen abfüllen.

Pro Tasse 1 EL der Teemischung 10 Minuten ziehen lassen. Bei Beschwerden bis zu 3-mal täglich 1 Tasse trinken.

Vorsicht: Heilpflanzen, die die Produktion von Gallenflüssigkeit anregen, können bei Gallensteinen die Beschwerden verschlimmern – in diesem Fall auf den Tee verzichten.

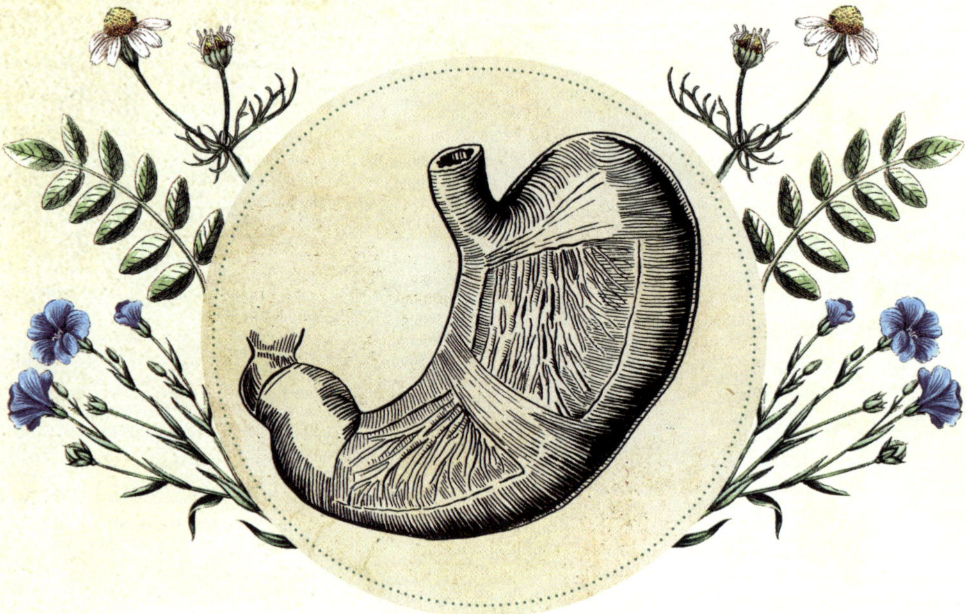

Der Magen und seine Pflanzen

Als einer der wichtigsten Mitspieler im Verdauungs-trakt gilt der Magen als Sensibelchen unter den Organen. Doch es gibt Wege, ihm auf die Sprünge zu helfen, wenn er zu stark strapaziert wurde.

Unser Verdauungssystem ist ein sieben bis acht Meter langer Muskelschlauch, der im Mund seinen Anfang nimmt. Nahrung, zum Beispiel eine Erdbeere, wird zerkleinert und geschluckt, gelangt in die Speiseröhre und rutscht am Zwerchfell vorbei in den Magen. Dieser ist eine beutelförmige Ausbuchtung dieses Schlauchs und sitzt im linken Oberbauch. Ihn in Balance zu halten, ist essenziell, um sich rundum gesund zu fühlen. Der Magen ist ein sehr dehnbares Organ – in völlig entleertem Zustand umfasst sein Volumen etwa den Inhalt eines Schnapsstamperls, angefüllt kann er bis zu zwei Liter aufnehmen. Je größer die Mengen sind, die wir regelmäßig zu uns nehmen, desto größer wird der Magen, und wer einen großen Magen hat, wird später satt.

Das Organ selbst funktioniert wie eine Art Knetmaschine: Die verzehrte Erdbeere vermischt sich mit Magensaft und Enzymen, die sie zu feinem Brei zersetzen. Hat der Brei die richtige Konsistenz, beginnt der Magen seinen Inhalt ringförmig einzuschnüren und ihn in wellenartigen Bewegungen Richtung Darm weiterzuschieben. Je fetthaltiger die Mahlzeit, desto länger dauert dieser Prozess. Fettes liegt also nicht nur sprichwörtlich schwerer im Magen. Doch der Magen transportiert nicht nur und beginnt die Verdauung der Nahrung. Er desinfiziert auch durch die Magensäure und schafft ein Milieu mit sehr saurem pH-Wert, in dem die meisten Krankheitserreger nicht überleben können. Um sich vor seiner eigenen Salzsäure zu schützen, ist der Magen innen mit einer Schleimschicht überzogen.

Was dem Organ zugutekommt? Lebensmittel wie Bananen, Haferflocken oder gedünstetes Gemüse. Der Magen schätzt es, wenn wir uns Zeit für unsere Mahlzeiten nehmen, langsam essen und gründlich kauen. Scharfe Speisen, Zitrusfrüchte, Alkohol oder Kaffee können hingegen die empfindlichen Magenschleimhäute reizen. Doch es geht nicht nur darum, was wir essen, sondern auch, wie wir uns fühlen: Stress ist einer der Hauptfaktoren für Magenbeschwerden. Über die enge Verbindung zwischen Nervensystem und Verdauungstrakt wirkt sich Stress besonders schnell auf den Magen aus: Die Produktion von Magensäure steigt an, während die schützende Schleimschicht im Magen geschwächt wird. Dies kann zu Reizungen und Entzündungen führen oder sogar die Entstehung von Geschwüren begünstigen. Gleichzeitig wird die Durchblutung des Magens verringert, was die Heilung verlangsamt. Stress beeinträchtigt außerdem auch die Verdauung – die Folge: unangenehmes Völlegefühl oder schmerzhafte Magenkrämpfe. Entspannungstechniken wie Yoga oder Meditation helfen, Anspannung abzubauen und den Magen sanft zu beruhigen.

Auch die Natur kann die empfindliche Balance des Magens positiv beeinflussen. Es gibt zahlreiche Heilpflanzen, die schon unsere Vorfahren genutzt haben – Bitterstoffe etwa, die die Verdauung anregen, indem sie die Produktion von Magensäften fördern. Eine Tasse Kamillentee vor dem Zubettgehen oder ein Glas Wasser mit Bittertropfen (siehe Seite 137) vor dem Essen können den Magen unterstützen. Und wer regelmäßig kleine Pausen einlegt und sich Zeit für gesunde, leichte Mahlzeiten nimmt, gibt dem Organ genau die Unterstützung, die es braucht.

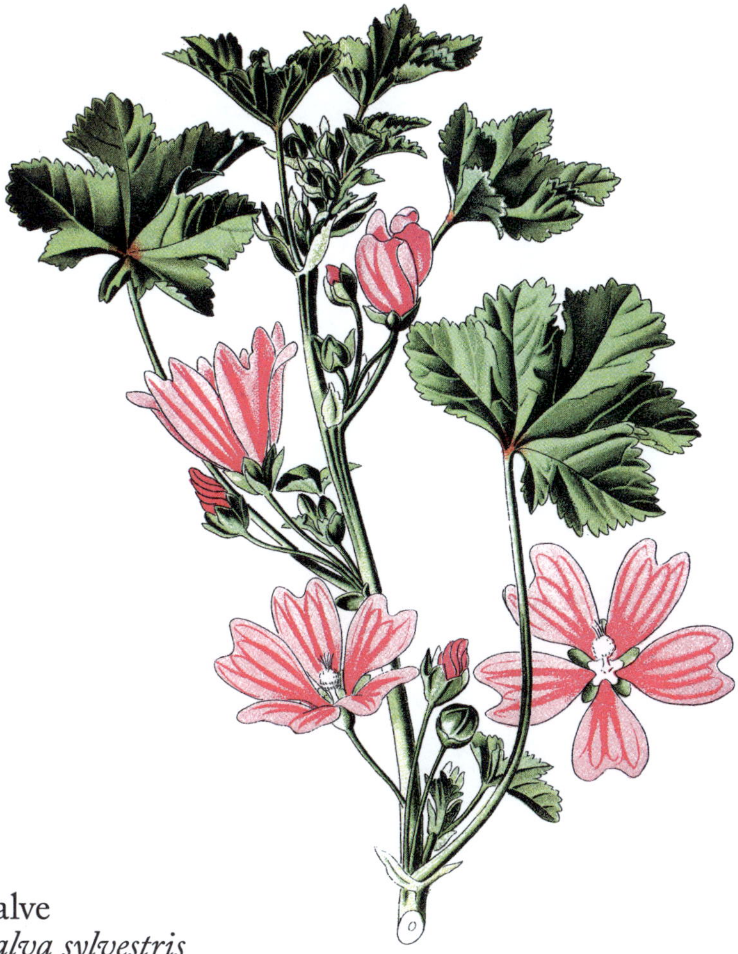

Malve
Malva sylvestris

Die Malve hieß im Mittelalter *babbela* und galt als Heilmittel bei Magenbeschwerden. Die Früchte der Malve, die an kleine Käselaibe erinnern, wurden früher zusammen mit Wasser zu einem magenschonenden Brei aufgekocht, der auch als Nahrung für Kleinkinder diente – daher ihr Beiname Käsepappel (im Volksmund galt Papp oder Pappe als Brei). Auch heute werden Blätter und Blüten der Malve bei Magenleiden und Sodbrennen eingesetzt. Die in ihnen enthaltenen Schleimstoffe beruhigen entzündete Schleimhäute, indem sie diese mit einer schützenden Schicht überziehen und so die Regeneration fördern. In den violetten Blüten der Malve stecken zudem wertvolle Anthocyane, die entzündungshemmend wirken und freie Radikale neutralisieren. Und die Anthocyane sorgen bei der Anwendung als Tee dafür, dass dieser zunächst eine bläuliche Färbung annimmt, die sich nach einigen Minuten in ein sanftes Grün verwandelt. Für die Zubereitung einer Tasse Malventee empfiehlt es sich, 2 g Blätter oder Blüten zu verwenden.

Meisterwurz
Peucedanum ostruthium

Im Alpenraum galt die Meisterwurz seit jeher als Allheilmittel und wird bis heute hoch geschätzt. Besonders bewährt hat sie sich bei Magen- und Verdauungsbeschwerden. Ihre Wurzel enthält ätherisches Öl und Bitterstoffe, die die Bildung von Verdauungssäften anregen und so Appetit und Verdauung fördern. Meisterwurztee oder Meisterwurzschnaps wird traditionell bei Blähungen, Völlegefühl, Magenverstimmung und Appetitlosigkeit angewendet. Auch entzündungshemmende Eigenschaften konnten wissenschaftlich bestätigt werden. Für die innere Anwendung empfiehlt sich, bis zu 3-mal täglich 1 TL (etwa 1 g) der getrockneten, fein geschnittenen Wurzel als Tee zuzubereiten.

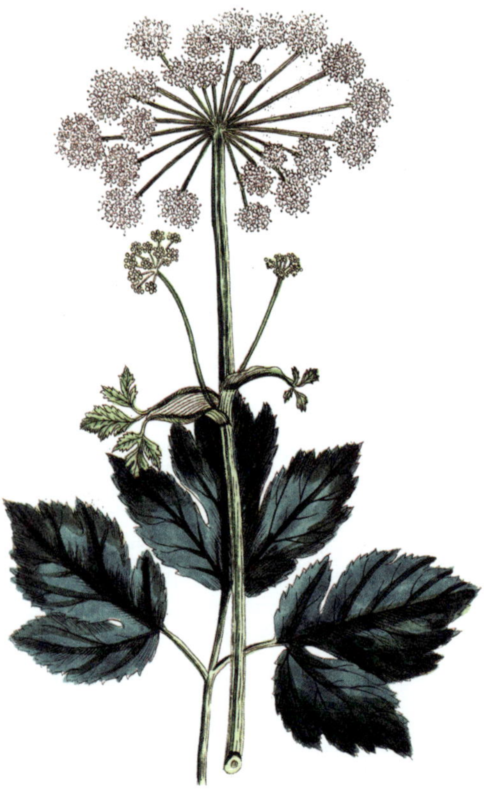

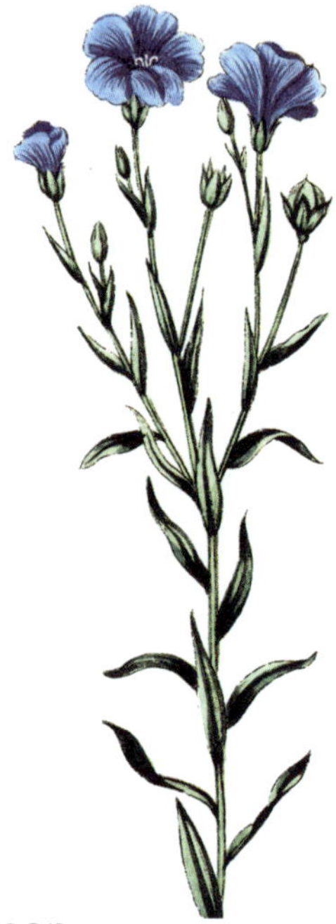

Leinsamen
Linum usitatissimum

Leinsamen gilt als sanftes Abführmittel und ist nach wie vor ein bewährtes Mittel in der Kräuterheilkunde bei Verstopfung und trägem Darm. Die Schleimstoffe in den Schalen quellen im Darm auf, vergrößern das Stuhlvolumen und regen die Darmtätigkeit an. Doch Leinsamen wirken nicht nur im Darm: Die Schleimstoffe der Leinsamen legen sich schützend um gereizte Magenschleimhäute und lindern Reizungen. Bei Magenbeschwerden am besten die Leinsamen vor der Einnahme quellen lassen. Dazu werden 2–3 EL geschrotete Leinsamen am Abend mit 300–500 ml Wasser vermischt, über Nacht stehen gelassen und morgens kurz erwärmt. Nach dem Abfiltrieren wird der sogenannte Leinsamenschleim lauwarm und schluckweise über den Tag verteilt getrunken. Leinsamen sind gut verträglich und können bedenkenlos über längere Zeit eingenommen werden. Den Leinsamenschleim unbedingt jeden Tag frisch zubereiten, da er nur sehr kurz haltbar ist.

Süßholz
Glycyrrhiza glabra

Angeblich soll Napoleon regelmäßig auf die Süßholzwurzel zurückgegriffen haben, um seinen nervösen Magen zu beruhigen. Auch heute weiß man die Süßholzwurzel wegen ihrer entzündungshemmenden und schleimhautschützenden Eigenschaften zu schätzen. Studien bestätigen ihre Wirksamkeit bei leichter Gastritis und von Bakterien ausgelösten Magenproblemen. Süßholzwurzel kann als Tee (2-mal täglich je 2 TL der getrockneten Wurzel pro Tasse als Abkochung) oder auch als Lakritze, die aus dem Wurzelextrakt gewonnen wird, konsumiert werden. Vorsicht: Auf maximal vier Wochen beschränken, da hohe Dosen zu Bluthochdruck und Herzrhythmusstörungen führen können.

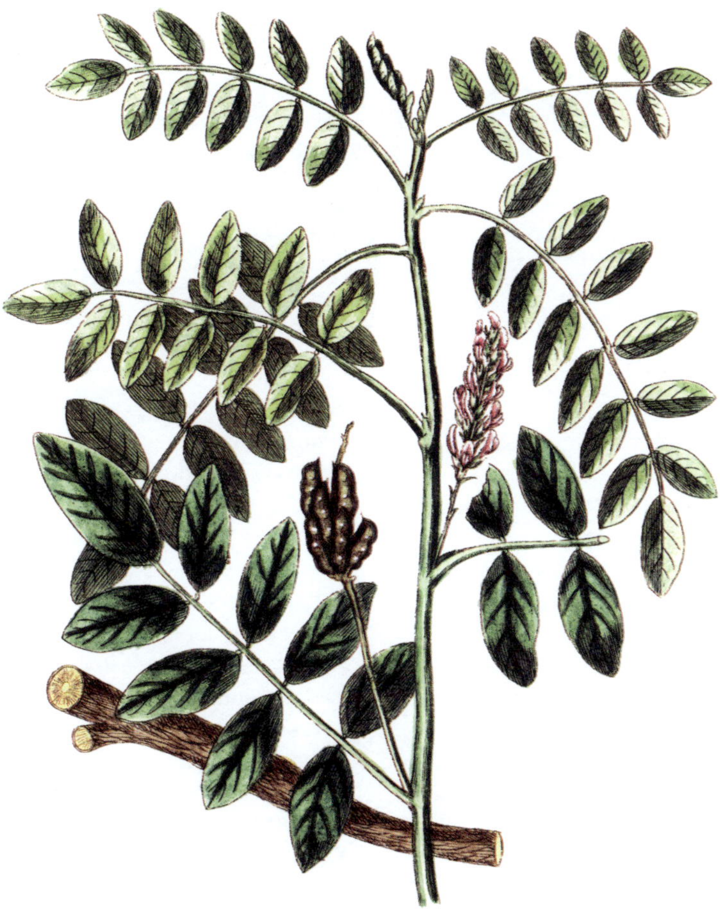

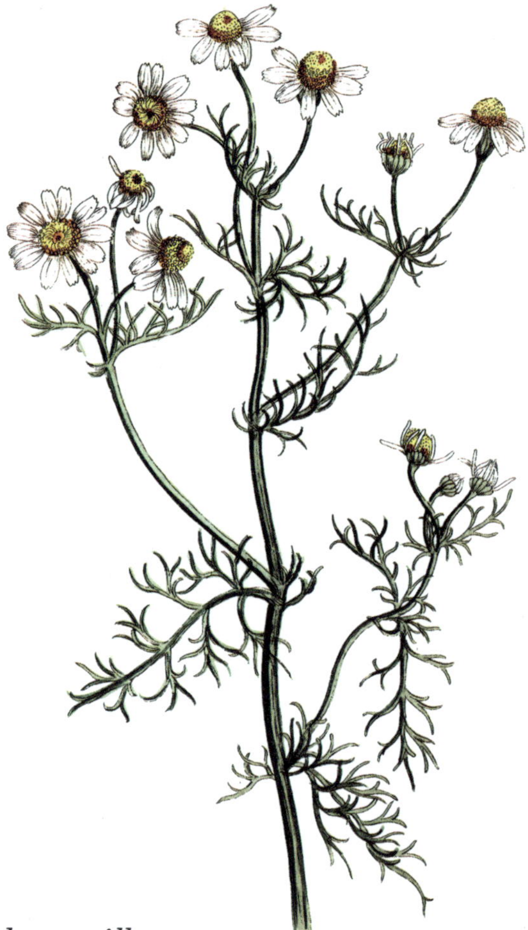

Kamille
Matricaria chamomilla

Kamillenblüten riechen nicht nur wohltuend, sondern haben auch einen spürbaren Einfluss auf die Gesundheit: Dank ätherischer Öle und Flavonoide lindert Kamillentee Entzündungen der Magenschleimhaut und krampfartige Magen-Darm-Beschwerden. Er sollte am besten aus 1–2 TL getrockneten Blüten zubereitet und 3- bis 4-mal täglich getrunken werden. Darüber hinaus gibt es eine traditionelle Anwendungsmethode, die die heilenden Eigenschaften der Echten Kamille besonders intensiv wirken lässt: die sogenannte Rollkur. Bei dieser Anwendung nimmt man stark konzentrierten Kamillentee oder 1 TL Kamillenextrakt in einem Glas warmem Wasser zu sich und legt sich dann für jeweils 2 Minuten auf den Bauch, den Rücken sowie auf die linke und rechte Seite. Diese sanfte Bewegung hilft, die wohltuenden Inhaltsstoffe gleichmäßig über die Magenschleimhaut zu verteilen. Damit die Rollkur ihre volle Wirkung entfalten kann, sollte man sie am besten morgens auf nüchternen Magen und abends vor dem Schlafengehen durchführen und anschließend noch eine Ruhepause eingelegt werden. Kamillenblüten sind ein sehr sicheres Heilmittel, das auch bei Kindern angewandt werden kann.

Gelber Enzian
Gentiana lutea

Ein einziges Gramm Amarogentin könnte 58.000 Liter Wasser bitter schmecken lassen: Der Pflanzeninhaltsstoff, der in der Wurzel des Gelben Enzians steckt, hat es in sich. Er schmeckt extrem bitter, kurbelt die Produktion von Verdauungssäften an und kann so bei Appetitlosigkeit, Völlegefühl, Blähungen und Magenkrämpfen helfen. Im Mittelalter galt er als bewährtes Mittel gegen Magenbeschwerden. So stellte der Botaniker und Theologe Hieronymus Bock im 16. Jahrhundert fest: »Der gemeine Mann kennt kein besseres Magenmittel als den Enzian.« Heute steht der Gelbe Enzian, im Alpenraum auch als Bitterwurz bekannt, in vielen Regionen unter Naturschutz, aber die Wurzel aus kultivierten Anbaugebieten kann über Apotheken bezogen werden.

Zur Anwendung übergießt man 1 g der Wurzel mit 200 ml kochendem Wasser und lässt den Tee 10 Minuten ziehen. Bei Appetitlosigkeit empfiehlt es sich, den Tee etwa eine halbe Stunde vor dem Essen zu trinken, bei Verdauungsproblemen direkt nach dem Essen.

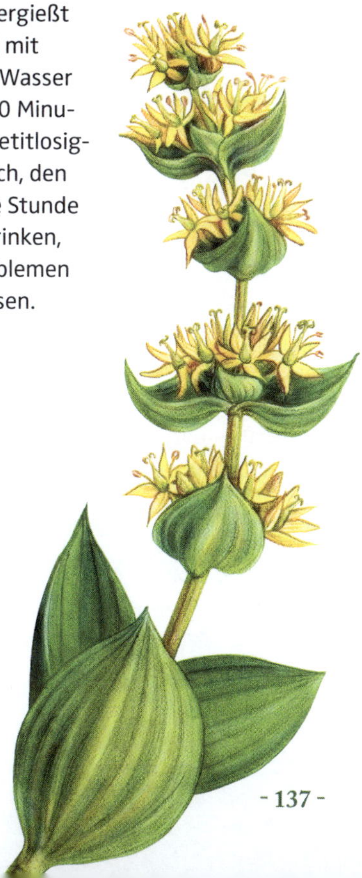

Rezept

Bittertropfen bei Völlegefühl

Zutaten

2 g Enzianwurzel
5 g Süßholzwurzel
4 g Kümmelfrüchte
1 g Pfefferminzblätter
ca. 100 g Alkohol (40 Vol.-%)

Zubereitung

Das zerkleinerte Pflanzenmaterial in ein leeres, 200 ml fassendes Gefäß geben und mit dem Alkohol auffüllen. Den Ansatz etwa 2 Wochen an einem dunklen Ort ziehen lassen und gelegentlich schütteln. Danach die Lösung filtrieren und in eine dunkle Tropfflasche füllen. Nicht für Kinder, Schwangere, Stillende oder alkoholkranke Personen geeignet!

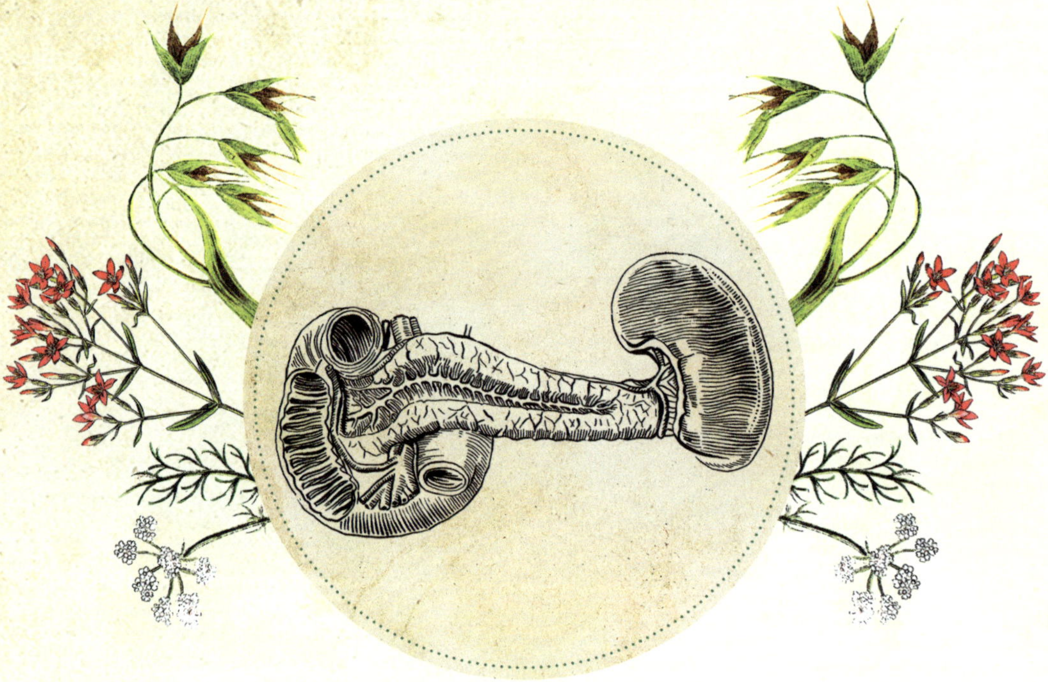

Die Bauchspeicheldrüse und ihre Pflanzen

Kümmel, Fenchel und Tausendgüldenkraut tun unserer Bauchspeicheldrüse gut. Das Organ sorgt dafür, dass unsere Verdauung auf Touren kommt – gern unterstützt von Heilpflanzen mit reichlich Bitterstoffen.

Die Bauchspeicheldrüse, in der Illustration links zusammen mit der Milz abgebildet, war lange Zeit unterschätzt. Der berühmte griechische Arzt Galenus von Pergamon (ca. 129–216 n. Chr.) glaubte, dass sie »dem Magen als Stütze oder Kissen gegenüber der harten Wirbelsäule« diene; eine Ansicht, die viele Gelehrte übernahmen. 1400 Jahre sollte es dauern, bis Andreas Vesalius (1514–1564), der Begründer der modernen Anatomie, schließlich die Form der Bauchspeicheldrüse präzise beschrieb. Heute wissen wir: Die Bauchspeicheldrüse (oder Pankreas) ist als Teil des Verdauungssystems und gleichzeitig der sogenannten endokrinen Steuerung unverzichtbar für unsere Gesundheit. Ihr kommen gleich zwei zentrale Aufgaben zu: Die Drüse reguliert den Blutzuckerspiegel, und ohne sie läuft nichts in unserem Verdauungstrakt.

Nach jeder Mahlzeit löst die Bauchspeicheldrüse ein präzises Zusammenspiel von Enzymen und Hormonen aus. Das etwa 15 Zentimeter lange Organ, das in seiner Form an eine Banane erinnert und versteckt zwischen Magen und Wirbelsäule liegt, produziert mehr als zwanzig verschiedene Verdauungsenzyme, die über kleine Kanäle in den Dünndarm geleitet werden, wo sie Kohlenhydrate, Eiweiße und Fette in kleinste Teile zerlegen, sodass diese aus dem Darm in unser Blut transportiert werden können.

Pro Tag stellt die Bauchspeicheldrüse bis zu zwei Liter Verdauungsflüssigkeit her, die an Speichel erinnert – daher der Name des Organs. Diese Flüssigkeit ist reich an Enzymen und Bikarbonat, das die Magensäure neutralisiert. Störungen in diesem System, wie eine Entzündung oder eine Unterfunktion der Insulinproduktion, haben weitreichende Auswirkungen auf den gesamten Organismus. Doch die Bauchspeicheldrüse produziert nicht nur die Verdauungsenzyme, sondern über ihre endokrinen Inselzellen, die Langerhans-Inseln, auch ein wichtiges Hormon: Insulin, das dem Zucker die Türen zu unseren Körperzellen öffnet, die ihn als Energielieferant benötigen. Zusätzlich ist das Organ zuständig für die Regulation anderer wichtiger Hormone, die komplex aufeinander abgestimmt sind und den Blutzuckerspiegel beeinflussen. Besonders die Langerhans-Inseln sind derzeit Gegenstand intensiver Forschung; ein Mangel an Insulin führt zu einem erhöhten Blutzuckerspiegel – unbehandelt kann dies schwere Folgeschäden verursachen.

Die Bauchspeicheldrüse schätzt eine ausgewogene Ernährung mit leicht verdaulichen, ballaststoffreichen, fett- und zuckerarmen Lebensmitteln und tägliche körperliche Bewegung. Der Verzicht auf Alkohol, Tabak und die Vermeidung von Übergewicht tragen wesentlich dazu bei, das Organ gesund zu erhalten. Zusätzlich unterstützen Bitterstoffe das Organ. Sobald Zunge und Gaumen im Mund Bitterstoffe wahrnehmen, schüttet auch die Bauchspeicheldrüse ihre Verdauungssäfte aus. Das regt auch die Darmtätigkeit an. In der traditionellen Heilkunde gelten Kräuter wie Mariendistel sowie bitterstoffhaltige Pflanzen wie das Tausendgüldenkraut als unterstützend für die Bauchspeicheldrüse. Studien deuten zudem darauf hin, dass unter anderem Inhaltsstoffe von Heidelbeeren deren Zellen schützen und ihre Regeneration fördern können.

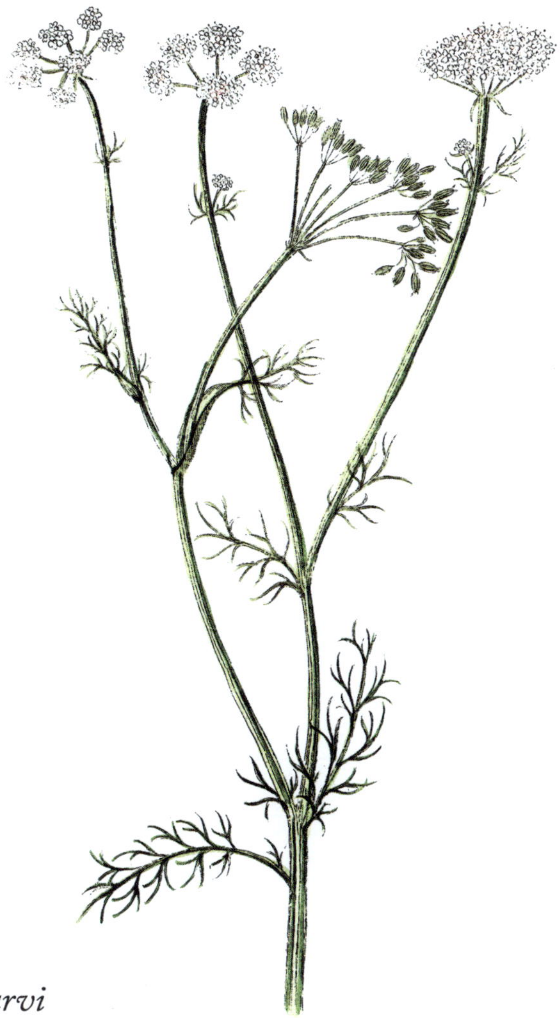

Kümmel
Carum carvi

Ein bewährtes Mittel in der Klostermedizin, eingesetzt bei Verdauungsbeschwerden wie Blähungen und Krämpfen. Die aromatisch duftenden Kümmelfrüchte enthalten ätherisches Öl, insbesondere die Wirkstoffe Carvon und Limonen. Diese wirken krampflösend, blähungstreibend, antibakteriell und appetitanregend. Kümmel regt die Sekretion von Verdauungssäften an, darunter auch jene des Pankreas. Er kann bei träger Verdauung oder funktionellen Störungen wohltuend wirken und unterstützt die Aufspaltung von Nahrungsbestandteilen. Auch äußerlich kann Kümmel helfen: In einer kleinen Studie zeigte eine tägliche Bauchmassage mit 2 Prozent Kümmelöl in Olivenöl, angewandt über 3 Wochen, eine deutliche Besserung bei Reizdarmsymptomen. Für die innerliche Anwendung empfiehlt sich, die Kümmelfrüchte frisch anzustoßen, damit sich das ätherische Öl optimal entfalten kann. Empfohlene Einzeldosierung: 1–2 TL pro 200 ml Wasser, bis zu 3 Tassen pro Tag.

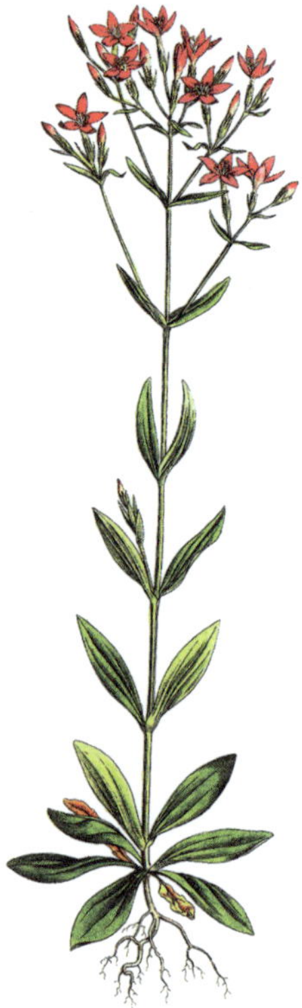

Heidelbeere
Vaccinium myrtillus

In der Volksmedizin haben Heidelbeeren bei unterschiedlichsten Verdauungsproblemen eine lange Tradition. Moderne Studien bestätigen, dass sie auch der Bauchspeicheldrüse zugutekommen können, weil sie deren insulinproduzierende Zellen unterstützen. Außerdem können sie die Bauchspeicheldrüse vor Schäden schützen. Studien an Menschen und Tieren zeigen, dass Anthocyane helfen können, den Blutzuckerspiegel leicht zu senken und die Insulinempfindlichkeit zu verbessern. Besonders hohe Mengen finden sich in Heidelbeeren, Holunderbeeren, Schwarzen Johannisbeeren und Aroniabeeren – idealerweise frisch oder schonend verarbeitet.

Tausendgüldenkraut
Centaurium erythraea

Der wissenschaftliche Name des Tausendgüldenkrauts, *Centaurea*, erinnert an die heilkundigen Kentauren der griechischen Mythologie und verweist auf die antike griechische und römische Heilkunde, in der man diese sehr bitter schmeckende Pflanze bei Verdauungsbeschwerden einsetzte. Die Bitterstoffe im Tausendgüldenkraut regen über die Geschmacksknospen der Zunge die Enzymbildung in der Bauchspeicheldrüse an. Appetit und Verdauung werden aktiviert, zusätzlich wirkt das Kraut leicht krampflösend und kann so bei Völlegefühl, Blähungen oder Reizdarm unterstützend eingesetzt werden. Bei Appetitlosigkeit sollte man 1 Tasse Tausendgüldenkrauttee ca. 30 Minuten vor dem Essen trinken, bei Verdauungsbeschwerden direkt danach. Den Tee vor dem Schlucken kurz im Mund lassen.

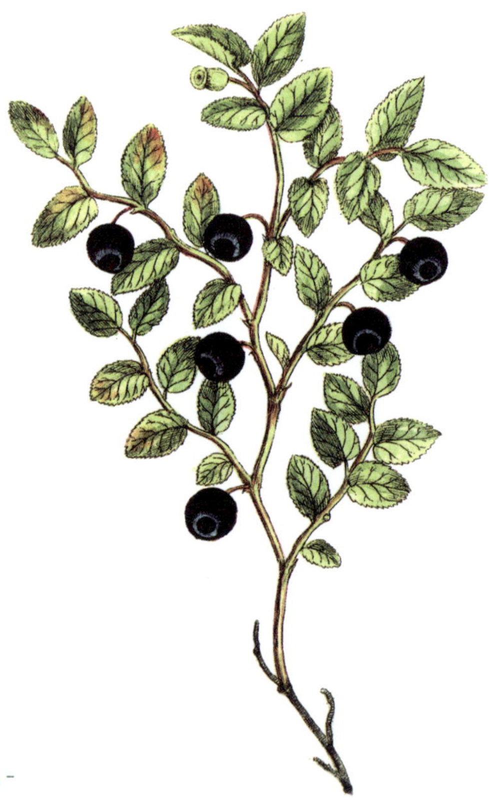

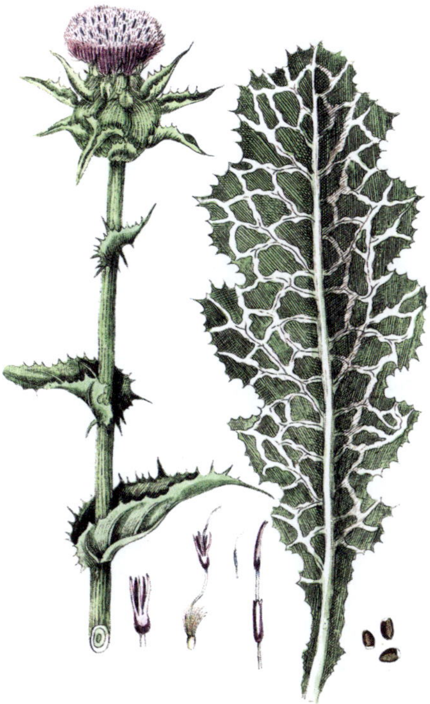

Mariendistel
Silybum marianum

Seit langem ist die Mariendistel für ihre leberschützenden Eigenschaften bekannt. Neuere Forschungen zeigen auch positive Effekte auf die Bauchspeicheldrüse: Sie soll Entzündungsreaktionen bei akuter Pankreatitis lindern können. Das in den Früchten enthaltene Wirkstoffgemisch Silymarin soll zudem Entzündungen vorbeugen können. Da die Wirkstoffe nicht wasserlöslich sind, sollten am besten Kapseln oder Tabletten mit einer Tagesdosis von 200–480 mg Silymarin eingenommen werden.

Hafer
Avena sativa

Hafer ist ein viel zu wenig beachtetes gesundes Lebensmittel. Speziell seine löslichen Ballaststoffe, die Beta-Glucane, verlangsamen die Aufnahme von Zucker ins Blut. Das führt zu einem sanfteren Blutzuckeranstieg nach dem Essen – ein entscheidender Effekt, wenn man erhöhte Zuckerwerte vermeiden oder regulieren möchte. Studien zeigen, dass der regelmäßige Verzehr von Haferprodukten, beispielsweise als Porridge oder Overnight Oats, die Blutzuckerkontrolle verbessern kann. Zusätzlich reduzierte eine tägliche Einnahme von mindestens 3 g Beta-Glucanen – das entspricht ca. 70 g Haferflocken – gemäß mehreren Untersuchungen erhöhte Cholesterinwerte.

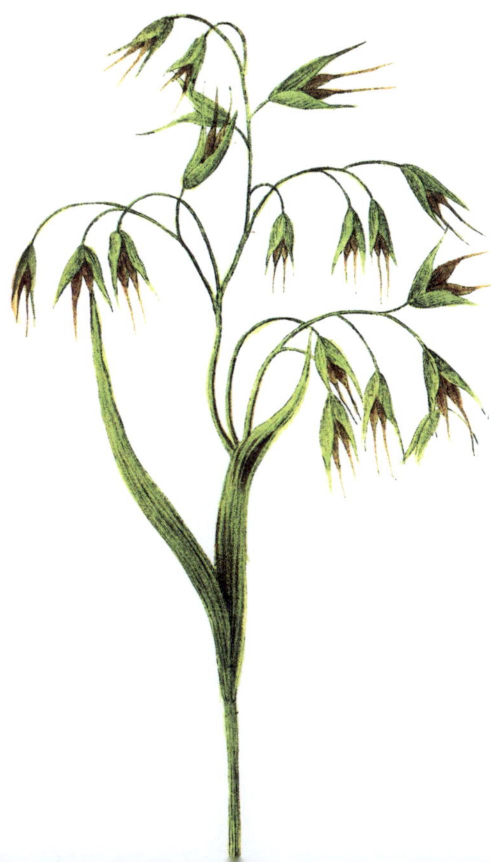

Fenchel
Foeniculum vulgare

Fenchel gehört seit Jahrhunderten zur europäischen Heilpflanzentradition. Studien zeigen, dass sein ätherisches Öl die motorische Aktivität des Magen-Darm-Trakts harmonisiert, entzündliche Reizungen lindert und die Sekretion von Verdauungsenzymen anregt. Diese Effekte machen Fenchel zu einer Option bei Völlegefühl, Blähungen und krampfartigen Beschwerden im Oberbauch. Für eine optimale Wirksamkeit empfiehlt es sich, die Samen vor der Zubereitung leicht anzustoßen. Arzneilich genutzt werden ausschließlich die getrockneten Früchte, deren ätherisches Öl auch Anteile von Estragol enthält. In hohen Dosen zeigte dieser Stoff in Zell- und Tierversuchen potenziell lebertoxische und genotoxische Eigenschaften, weshalb Fenchelzubereitungen vorsorglich nur über einen begrenzten Zeitraum angewendet werden sollten. Erwachsene sollten den Tee nicht länger als 2 Wochen einnehmen.

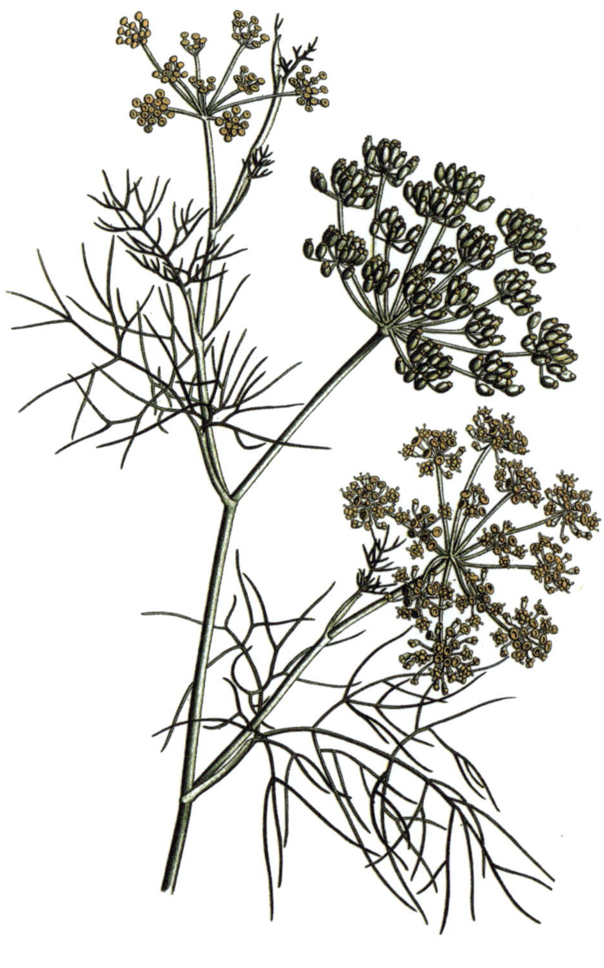

Rezept

Tinktur für gute Verdauung

Zutaten

10 g Kümmelfrüchte
3 g Fenchelfrüchte
5 g Tausendgüldenkraut
200 ml Alkohol (40 Vol.-%)

Zubereitung

Kümmel und Fenchel leicht im Mörser zerstoßen, dann mit dem Tausendgüldenkraut und dem Alkohol in ein Glasgefäß geben. Nach 1–2 Wochen Ziehzeit die Mischung abfiltrieren und in eine Tropfflasche abfüllen. Zur Anwendung 20 Tropfen in Wasser lösen und bis zu 3-mal täglich einnehmen. Nicht für Kinder, Schwangere, Stillende und alkoholkranke Personen!

Krampflösendes Massageöl

Zutaten

5 Tr. Kümmelöl
5 Tr. Lavendelöl
1 Tr. Anisöl
30 ml Mandelöl

Zubereitung

Die ätherischen Öle in das Mandelöl geben, vermischen und in eine kleine Flasche abfüllen. Anschließend 1 EL der Mischung sanft in der Bauchgegend einmassieren. Das Öl wirkt entkrampfend und wohltuend bei leichten Verdauungsbeschwerden oder einem aufgeblähten Bauch. Die Anwendung kann 2- bis 3-mal täglich erfolgen.

Blähungstreibender Tee

Zutaten

40 g Kümmelfrüchte
40 g Fenchelfrüchte
20 g Melissenblätter

Zubereitung

Die grob zerkleinerten Bestandteile (Kümmel- und Fenchelfrüchte können auch im Ganzen belassen werden) nacheinander in eine Schüssel geben, gut vermischen und in lichtgeschützte Teebeutel oder eine Teedose abfüllen. Vor der Zubereitung des Tees 1 EL der Teemischung kurz in einem Mörser zerreiben. Nicht für Schwangere, Stillende und Kleinkinder geeignet!

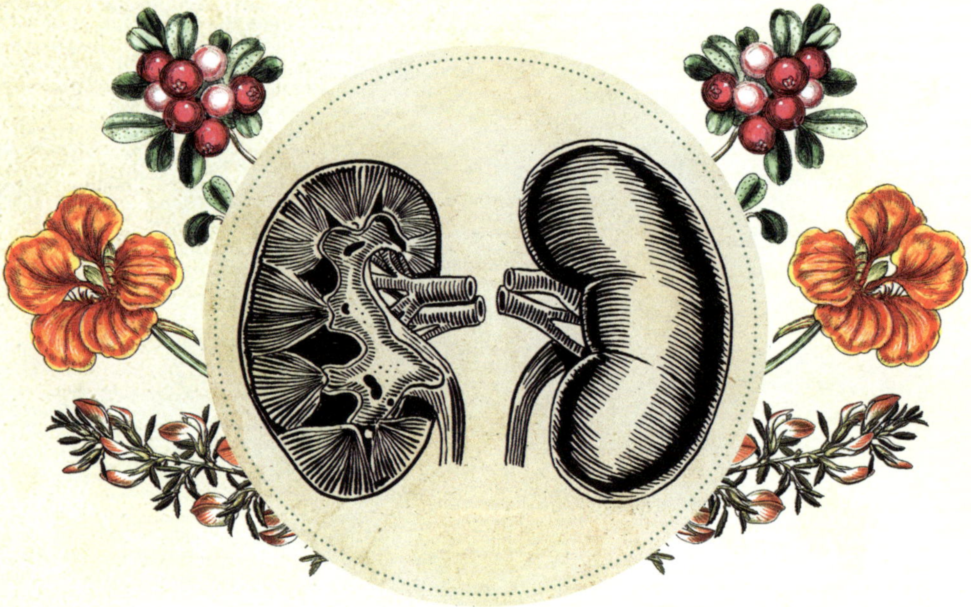

Die Nieren und ihre Pflanzen

Die menschlichen Nieren sind geformt wie Bohnen und etwa so groß wie Fäuste. Die Arbeitslast, die sie tragen, ist enorm. Wie wir ihnen dabei helfen können, täglich rund 1800 Liter Blut für uns zu säubern.

Im Mittelalter galten die Nieren als Sitz der Lebenskraft und damit des Geschlechtstriebs, weswegen ertappten Ehebrechern bisweilen eines der beiden Organe entfernt wurde, um ihnen die Lust auszutreiben. Heute weiß man, dass die Nieren über die von ihnen gebildeten Hormone auch indirekt Einfluss auf den Stoffwechsel und den Hormonhaushalt haben können. Ihre Hauptaufgabe aber ist das Entgiften. Jeden Tag fließt das gesamte Blut – bei Erwachsenen sind das fünf bis sechs Liter – etwa dreihundert Mal durch die Nieren, die links und rechts der Wirbelsäule im hinteren Bauchraum liegen.

Im Inneren der Organe befinden sich rund eine Million kleiner Filtereinheiten, die Nephronen. Sie fischen Abfallstoffe, etwa Rückstände von Medikamenten, aus unserem Blut. Zugleich werden hier lebenswichtige Substanzen wie Wasser, Glukose und Elektrolyte rückgewonnen. So durchlaufen täglich insgesamt 1800 Liter Blut eine permanente Kontrolle. Was zu viel ist, wird entnommen, was zu wenig ist, ergänzt.

Dabei produzieren die Nieren täglich rund 1,5 Liter Urin. Dieser wird durch die Harnleiter in die Blase transportiert, wo er bis zur Ausscheidung gespeichert wird. In der Nacht ist das Hormon Vasopressin, auch antidiuretisches Hormon genannt, dafür verantwortlich, dass die Nieren weniger Urin produzieren. Das ist ein Grund, warum wir nachts in der Regel nicht auf die Toilette müssen. Reine Ausscheidungsorgane sind die Nieren aber nicht, sie erfüllen noch mehrere andere lebenswichtige Funktionen: Die Nieren filtern mal mehr, mal weniger Salz, das wir über die Nahrung aufgenommen haben, aus dem Blut. Damit steuern sie den Salzhaushalt und den pH-Wert unseres Blutes – also wie sauer oder basisch es ist. Ist zu wenig Sauerstoff im Blut, wird in den Nieren ein hormoneller Botenstoff gebildet, der das Knochenmark dazu anregt, rote Blutkörperchen zu bilden, um das Ungleichgewicht zu beseitigen.

Die Nieren kontrollieren außerdem, wie viel Flüssigkeit in unseren Blutgefäßen ankommt. Dadurch sind sie maßgeblich an der Kontrolle des Blutdrucks beteiligt: Erreicht zu wenig Wasser die Zellen und Gefäße, verengen sich diese, um dennoch gefüllt zu sein – das vergrößert die Spannung in den Arterien, was für erhöhten Blutdruck sorgt. Zusätzlich setzen die Nieren Hormone wie Renin frei, das ebenfalls die Blutgefäße verengt.

Gesundheitsprobleme, die die Nieren betreffen, können sehr belastend sein: Infektionen der Harnwege sind häufig, verursachen Schmerzen und Unbehagen und treten nicht selten chronisch auf. Nierensteine, eine Ansammlung von festen Mineralien, lösen erhebliche Schmerzen aus, wenn sie die Harnwege blockieren. Wasser ist grundsätzlich der wichtigste Verbündete der Nieren. Gesunde Erwachsene sollten mindestens 1,5 Liter Flüssigkeit pro Tag trinken. Aber auch Pflanzen wie Preiselbeere oder Goldrute helfen, die Gesundheit dieser Organe zu fördern, und verhindern so, dass uns zu schnell etwas »an die Nieren geht«.

Krenwurzel
Armoracia rusticana

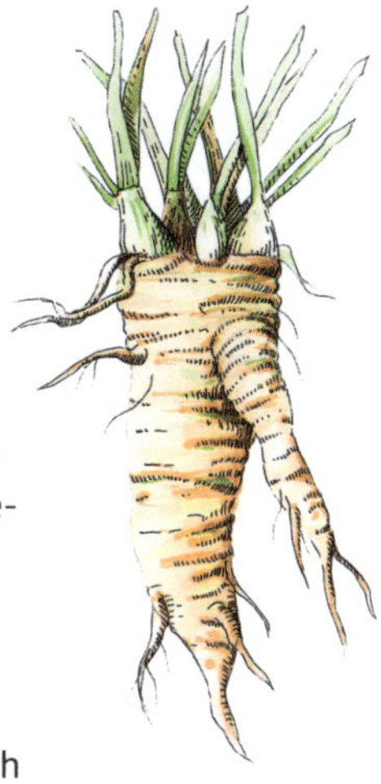

Die in der Krenwurzel enthaltenen, scharf schmeckenden Senföle haben in Studien gezeigt: Sie können Bakterien, Viren und Pilze bekämpfen und damit die Harnwege vor Infektionen schützen. Aktuelle Studien belegen dies sehr eindrucksvoll und zeigen sogar einen Vorteil, wenn Meerrettich einem verordneten Antibiotikum hinzugefügt wird: Die Infektionen heilen rascher ab, und Resistenzen kommen seltener vor. Kren sollte frisch oder als Frischpflanzenpresssaft konsumiert werden. Die empfohlene Tagesdosis beträgt 20 g frische Wurzel, 1 g pulverisierte Wurzel oder 2-mal täglich 1 EL Frischpflanzenpresssaft.

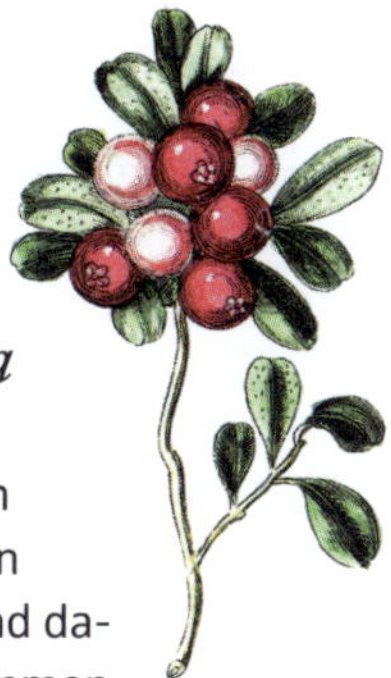

Preiselbeere
Vaccinium vitis-idaea

Preiselbeersaft soll Bakterien das Anheften an den Wänden der Harnwege erschweren und dadurch deren Ausbreitung hemmen, sodass Infektionen verkürzt oder ganz verhindert werden können. Studien deuten darauf hin, dass eine vorbeugende, mehrwöchige Einnahme von Preiselbeersaft wiederkehrende Harnwegsinfekte unterbinden kann. Auch soll er das Mikrobiom der Harnwege positiv beeinflussen können, was den präventiven Effekt zusätzlich erklärt. Hierzu täglich ca. 50 ml Preiselbeersaft konsumieren. Wie die Bärentraube wirken die Blätter der Preiselbeere desinfizierend, schmecken aber angenehmer.

Bärentraube
Arctostaphylos uva-ursi

Moderne Studien zeigen, dass die Bärentraube eine desinfizierende Wirkung hat und bei leichten Harnwegsinfekten hilfreich sein kann – und bestätigen damit altes volksmedizinisches Wissen: In einem der ersten englischen Kräuterbücher im 13. Jahrhundert wurde die Heilpflanze als wirksam bei Harnwegserkrankungen erwähnt. Ihr Hauptwirkstoff wird in den Harnwegen zu einer antibakteriellen Substanz umgewandelt. Der Tee ist geschmacklich angenehmer, wenn er als Kaltauszug hergestellt wird. Hierfür 3-mal täglich je 2,5–3 g getrocknete Blätter für 6–12 Stunden in kaltem Wasser einweichen, dann abseihen und leicht erwärmt trinken.

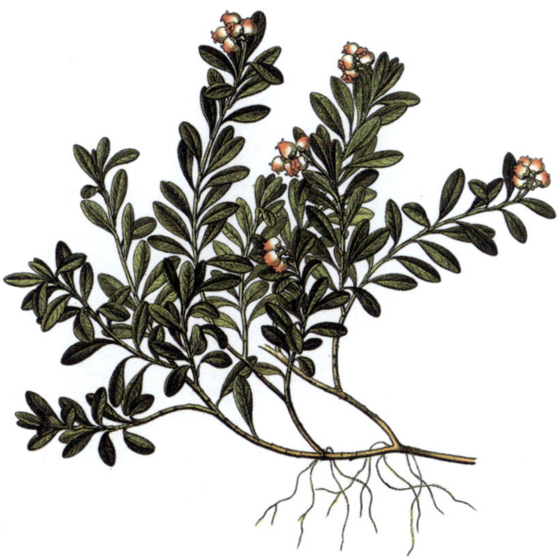

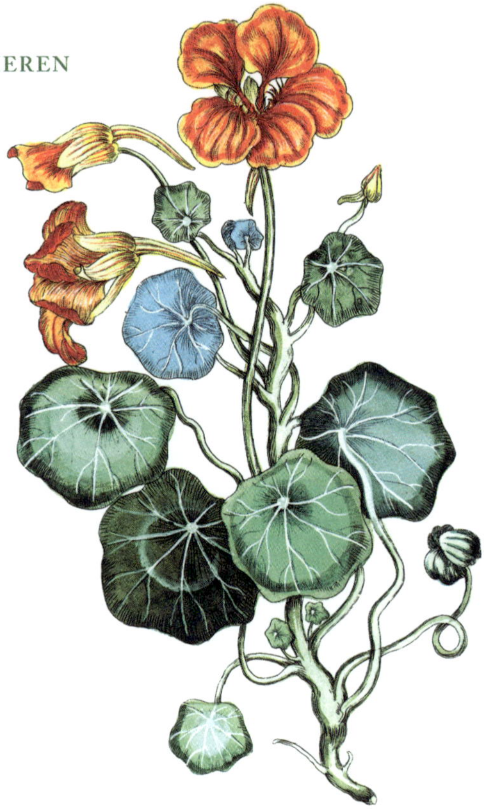

Hauhechel
Ononis spinosa

Im alten Rom wusste man um die harntreibende Wirkung dieses dornigen Strauchs. In medizinischen Texten der folgenden Jahrhunderte wurde er häufig als Heilmittel gegen Nierensteine erwähnt, die Pflanze kann dabei helfen, die Harnwege durchzuspülen. Der sperrig klingende Name Hauhechel stammt laut dem Kräuterbuchautor Leonhart Fuchs (1501–1566) von Pflanzendornen, die der Form einer Flachshechel ähneln. Heute setzt man den Tee aus der bittersüß schmeckenden Wurzel bei leichten Nierenproblemen ein. Die Wirkung beruht auf den enthaltenen Isoflavonen, während die Gerbstoffe eine leichte entzündungshemmende Wirkung haben. Hierzu 2- bis 4-mal täglich 1 Tasse Tee mit je 1 TL Wurzel trinken. Neuere Forschungen zeigen zudem, dass die Gerbstoffe wundheilungsfördernde und antimikrobielle Eigenschaften besitzen.

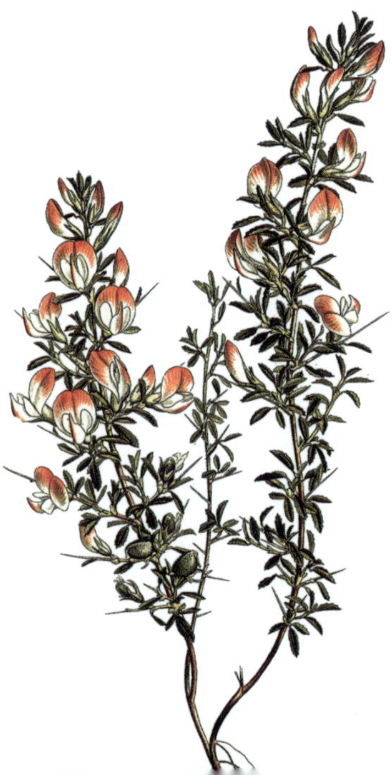

Kapuzinerkresse
Tropaeolum majus

Die Kapuzinerkresse enthält ähnliche Wirkstoffe wie Kren, stammt aber nicht wie dieser ursprünglich aus Europa, sondern kam von Amerika aus nach Mitteleuropa. Seitdem wird sie in der Küche und als Heilmittel verwendet. Die Blüten der Kapuzinerkresse können roh gegessen werden und haben dank der enthaltenen Senföle eine ausgeprägte antibiotische Wirkung, die sich besonders an Lungen und Nieren entfaltet und daher auch bei Infektionen der Harnwege Abhilfe schaffen kann. Gleich mehrere Studien belegen die Wirksamkeit hierzu. Und auch in der modernen Naturheilkunde findet die Kapuzinerkresse Anwendung: In speziell verarbeiteten Extrakten nutzt man ihre antibiotischen Eigenschaften, um bakterielle Infektionen zu bekämpfen.

Goldrute
Solidago virgaurea

In der modernen Kräuterkunde setzt man die Echte Goldrute zum Anregen des Nierenstoffwechsels ein. Sie hilft, vermehrt Harn auszuscheiden. Ihre Flavonoide und Saponine können Harnwegsinfektionen sowie schmerzhafte Entzündungen lindern. Nur die heimische Echte Goldrute enthält entzündungshemmende und schmerzstillendende Wirkstoffe, weshalb man sie auch bei rheumatischen und entzündlichen Erkrankungen einsetzen kann. Die im 19. Jahrhundert eingeschleppte Kanadische Goldrute und die Riesengoldrute sind zwar optisch beeindruckender, besitzen jedoch nur eine harntreibende Wirkung. Goldrute wird idealerweise als Tee verwendet, wobei 2- bis 4-mal täglich 1 EL getrocknetes Kraut pro Tasse empfohlen wird.

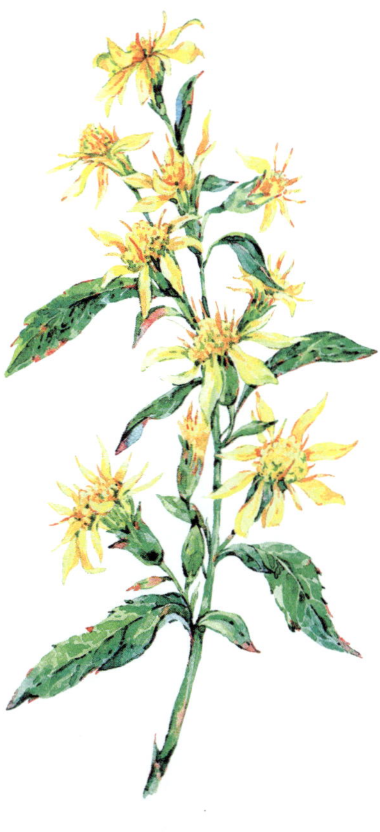

Rezept

Harntreibende Teemischung

Zutaten

40 g Hauhechelwurzel
40 g Echtes Goldrutenkraut
20 g Brennnesselkraut

Zubereitung

Für die Zubereitung der Teemischung werden die grob zerkleinerten Zutaten nacheinander in eine Schüssel gegeben, gründlich vermischt und anschließend in lichtgeschützte Teebeutel oder eine Teedose abgefüllt.
Zur Anwendung kurzfristig bis zu 4-mal täglich 2 TL der Mischung mit 200 ml kochendem Wasser übergießen.
Der Tee sollte 5 Minuten ziehen und anschließend lauwarm getrunken werden.

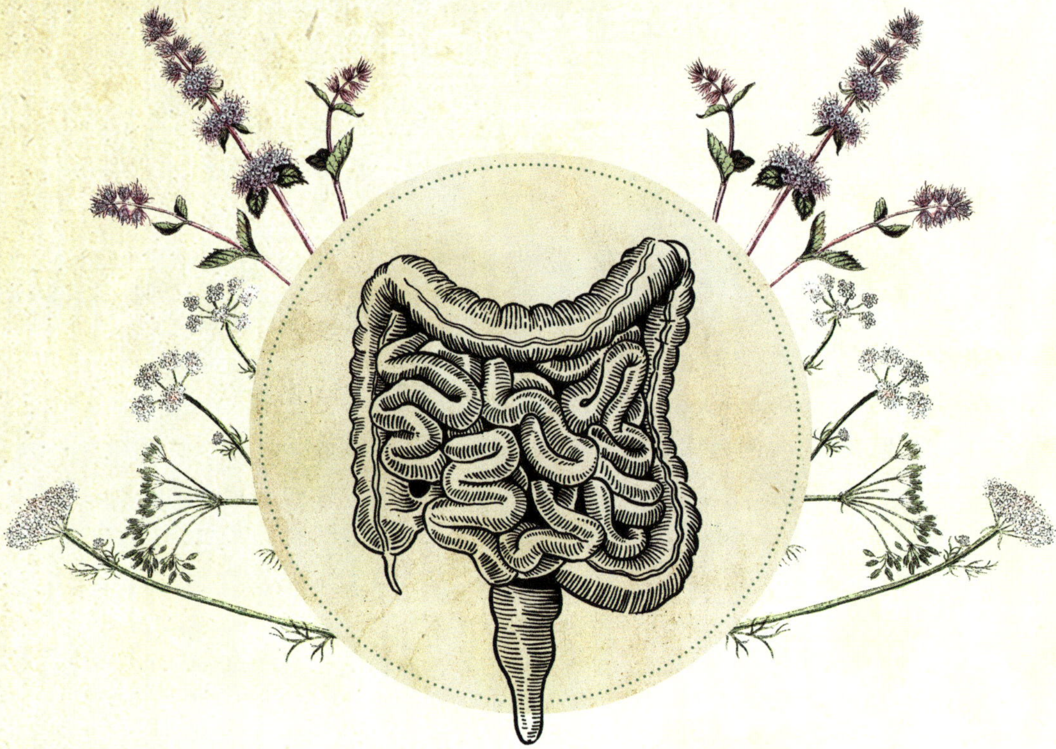

Der Darm und seine Pflanzen

Eine gesunde Darmflora sorgt für mehr Widerstandskraft. Und: Die guten Bakterien in unserem Verdauungssystem steigern nicht nur unser körperliches, sondern auch unser seelisches Wohlbefinden.

Unser Darm beherbergt rund hundert Billionen Bakterien, die sogenannte Darmflora, auf die wir gut achtgeben sollten, weil ihre Aufgabe weit über das reine Verdauen hinausgeht: Über die sogenannte Darm-Hirn-Achse, meinen Forscher, sei die Darmgesundheit direkt mit unserem psychischen Wohlbefinden verknüpft. Und die Darm-Haut-Achse könne erklären, warum sich Erkrankungen des Darms oft auch auf der Haut widerspiegeln. Zudem trainieren die Darmbakterien unser Immunsystem. Der Darmflora kommt sogar eine zentrale Bedeutung zu, wenn es darum geht, das Immunsystem gesund und leistungsfähig zu halten: Die Darmschleimhaut beherbergt eine Vielzahl von Immunzellen, die Krankheitserreger abwehren – rund 80 Prozent unserer Immunzellen sollen dort angesiedelt sein. Damit ist der Darm selbst das größte Immunorgan unseres Körpers.

Als zentraler Bestandteil des Verdauungssystems übernimmt der Darm die wichtige Aufgabe, aufgenommene Nahrung in verwertbare Bestandteile zu zerlegen, essenzielle Nährstoffe aufzunehmen und unverdauliche Reste auszuscheiden. Dank seiner ausgeklügelten

Oberflächenstruktur, die durch die Darmzotten (Villi) und die noch feineren Ausstülpungen, die Mikrovilli, stark vergrößert wird, verfügt der Darm über eine enorm große Kontaktfläche, um Nährstoffe besonders effizient aufnehmen zu können.

Der wichtigste Faktor zur Stärkung des Darms ist die Ernährung, die unsere gesamte Keimwelt steuert. Deswegen liegen in diesem Fall unsere mächtigsten Verbündeten im Kochtopf: Probiotika aus fermentierten Lebensmitteln wie Sauerkraut, Joghurt und Buttermilch unterstützen die Darmflora, während Ballaststoffe aus Kohl, Karotten, Kartoffeln, Äpfeln, Bohnen oder Vollkornprodukten aller Art das Futter für die Darmbakterien liefern. Beide Lebensmittelgruppen stärken das Darmmilieu und erschweren krank machenden Keimen dessen Besiedlung. Die gesunden Bakterien produzieren kurzkettige Fettsäuren, die die Darmmuskulatur widerstandsfähig machen und sie ständig in Bewegung halten, sodass schädigende Stoffe abgeführt werden können. Außerdem bilden sie Stoffwechselprodukte, die über das Blut im Körper verteilt werden und entzündungshemmend sowie blutdrucksenkend wirken.

Neben Lebensmitteln können auch Heilpflanzen das Verdauungsorgan unterstützen: Kümmel, Pfefferminze oder Tausendgüldenkraut helfen, die Darmtätigkeit zu regulieren, und können bei Blähungen oder Durchfall nützlich sein. Darüber hinaus haben einige dieser Pflanzen entzündungshemmende und verdauungsfördernde Eigenschaften, die bei verschiedenen Verdauungsbeschwerden lindernd wirken können.

Was zusätzlich neben der richtigen Ernährung den Darm stärkt? Entspannung! Tragen wir über einen zu langen Zeitraum Stress mit uns herum, werden auch Verdauungstätigkeiten gestört, und der Darm produziert weniger Schutzschleim. Das wiederum verändert die Darmflora und bietet schädlicheren Bakterien günstigen Nährboden. Deshalb: Gelegentlich ab in die Hängematte und einfach mal nichts tun – Ihr Darm wird es Ihnen danken.

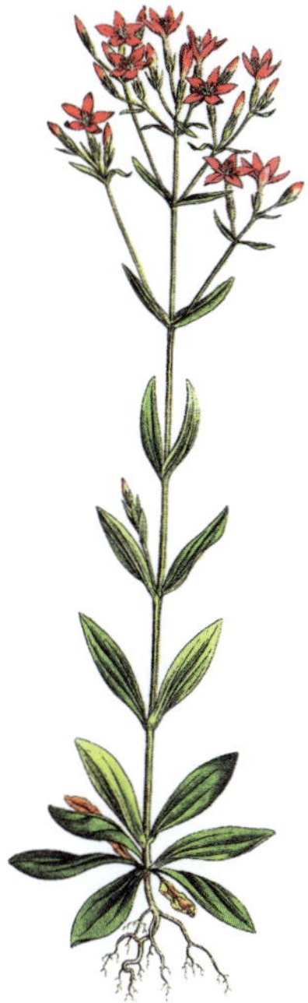

Tausendgüldenkraut
Centaurium erythraea

Die Römer nannten das Tausendgüldenkraut »Erdgalle« wegen der vielen im Kraut enthaltenen Bitterstoffe. In dieser Zeit wurde Tausendgüldenkraut bereits bei Verdauungsproblemen verwendet. Die Bitterstoffe des Krauts fördern über die vermehrte Produktion von Speichel und Magensaft den Appetit und die Verdauung. Zudem sind sie leicht krampflösend und sorgen für mehr Darmbewegung, wirken antibakteriell und halten schädliche Darmbakterien in Schach. In der europäischen Heilkunde schätzt man Tausendgüldenkraut für seine entzündungshemmenden und schmerzlindernden Effekte und spricht ihm bei regelmäßiger Einnahme auch eine stärkende Wirkung zu, insbesondere nach fieberhaften Krankheiten. Die Einnahme von Tausendgüldenkraut ist als Tinktur möglich oder als Tee, aufteilt auf 2–3 Tassen pro Tag mit insgesamt maximal 6 g des getrockneten Krauts. Tausendgüldenkraut ist allgemein gut verträglich, sollte aber bei Magengeschwüren gemieden werden.

Fenchel
Foeniculum vulgare

Fenchel ist im europäischen Raum seit langem etabliert, um Beschwerden des Verdauungs- und Atmungssystems zu lindern – ein Einsatzgebiet, das auch pharmakologisch gut belegt ist. Die getrockneten Früchte liefern ein ätherisches Öl mit krampflösenden und keimhemmenden Eigenschaften wodurch Fenchel Blähungen, Bauchkrämpfe und eine gestörte Darmtätigkeit abschwächen kann. Für Erwachsene gilt eine Tagesmenge von 2–3 TL Samen als angemessen, am besten verteilt auf mehrere Tassen Tee pro Tag. Das vorherige Anstoßen der Früchte verbessert die Freisetzung der Inhaltsstoffe. Aufgrund des enthaltenen Estragols wird die Anwendung zeitlich auf 2 Wochen begrenzt und nach derzeitigem Wissensstand nicht für Kleinkinder, Schwangere und Stillende empfohlen.

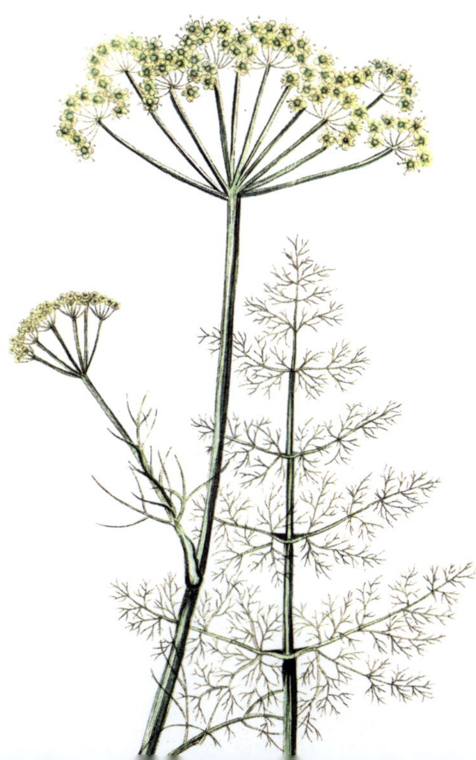

Kümmel
Carum carvi

Kümmel, auch Wiesenkümmel genannt, ist eine typische mitteleuropäische Pflanze. Er wurde schon im Mittelalter in der Klostermedizin zur Regulierung der Verdauung empfohlen. Die aromatischen Kümmelfrüchte enthalten ätherisches Öl mit Carvon und Limonen als Hauptkomponenten, das Blähungen austreibt, antibakteriell und appetitanregend wirkt. Kümmel hilft, das Wachstum krank machender Keime im Darm zu reduzieren, und empfiehlt sich somit für das gestörte Mikrobiom beim Reizdarm. Für die optimale Wirkung sollten Erwachsene 2- bis 3-mal täglich 1–2 TL Kümmelfrüchte zerkleinern, um das ätherische Öl freizusetzen, und daraus Tee zubereiten. Mittlerweile gibt es auch Arzneimittel, in denen das ätherische Öl so verarbeitet ist, dass es erst im Darm freigesetzt wird. Auch äußerlich lindert das Einreiben mit einer Verdünnung von Kümmelöl in Olivenöl Verdauungsprobleme, wie eine Studie zeigte.

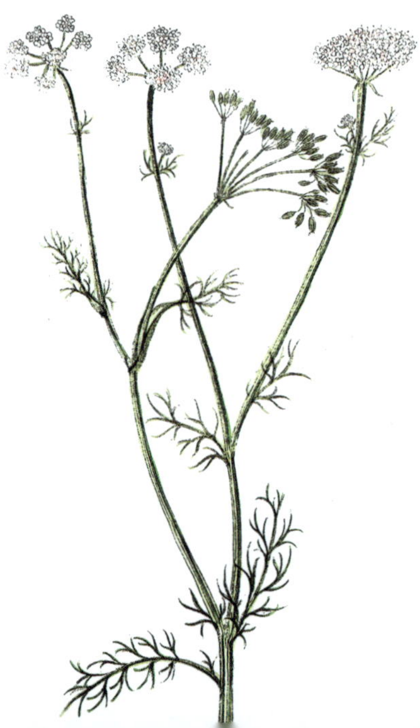

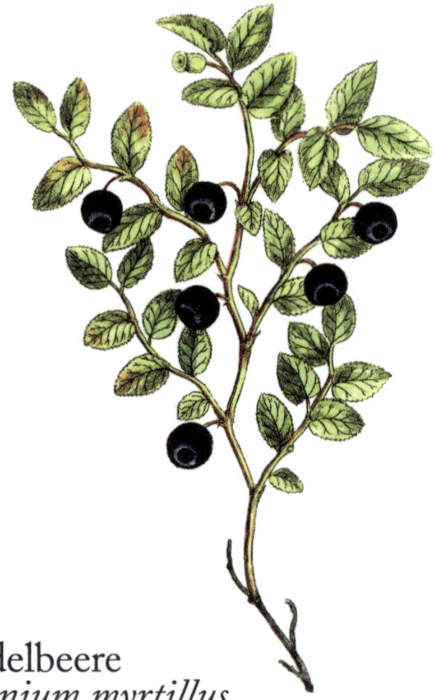

Heidelbeere
Vaccinium myrtillus

Heidelbeeren stärken die Schutzschicht des Darms, was das Eindringen von Keimen erschwert. Schon vor mehr als vierhundert Jahren empfahl der berühmte deutsche Arzt und Kräuterbuchautor Tabernaemontanus die Beeren gegen Durchfall; moderne Studien bestätigen diese Wirkung, die vor allem auf die enthaltenen Gerbstoffe und das Pektin zurückgeht. Heidelbeeren beruhigen die Darmschleimhaut und binden Wasser sowie Bakterientoxine, wodurch sich die Darmflora schneller regenerieren kann. Um die Wirkstoffe freizusetzen, werden die Früchte kurz in kaltem Wasser angesetzt, dann 15 Minuten aufgekocht und die sich bildende Lösung anschließend getrunken. Die Tagesdosis für Erwachsene liegt bei 2–3 Tassen täglich mit je 10 g getrockneten Früchten (Kinder ab vier Jahren mit je 5 g pro Tasse). Frische Heidelbeeren enthalten außerdem Wirkstoffe, die Gefäße und Schleimhäute schützen und die Heilung von Magengeschwüren fördern können. Ein aus frischen Früchten hergestellter Saft kann hierbei unterstützend wirken.

Gänsefingerkraut
Potentilla anserina

Das Gänsefingerkraut ist in der mitteleuropäischen Heilkunde besser als »Krampfkraut« bekannt. Es wird wegen seiner krampflösenden Wirkung bei Unterleibsschmerzen seit Jahrhunderten während der Menstruation und bei Verdauungskoliken verwendet. Die Forschungen zu Gänsefingerkraut sind noch nicht abgeschlossen, aber Gerbstoffe und Flavonoide scheinen die aktiven Bestandteile zu sein. Die Gerbstoffe schützen außerdem Haut und Schleimhäute vor Reizungen und lindern Entzündungen. So findet Gänsefingerkraut neben der Anwendung in Tees gegen leichten Durchfall und Bauchschmerzen auch Verwendung in Gurgellösungen bei Entzündungen in Mund und Rachen. Für 1 Tasse Tee verwendet man etwa 2 g getrocknetes Kraut und trinkt dies 2- bis 3-mal täglich. In der alpinen Volksmedizin wird es oft als Milchauszug zur Krampflösung empfohlen. Vielerorts wird sogar behauptet, dass Gänsefingerkraut vor allem als Milchauszug in Form der traditionellen »Gänsefingerkrautmilch« wirksam sei. Für einen Milchauszug wird das getrocknete Kraut in Milch 10 Minuten leicht erwärmt und die Milch anschließend noch warm getrunken.

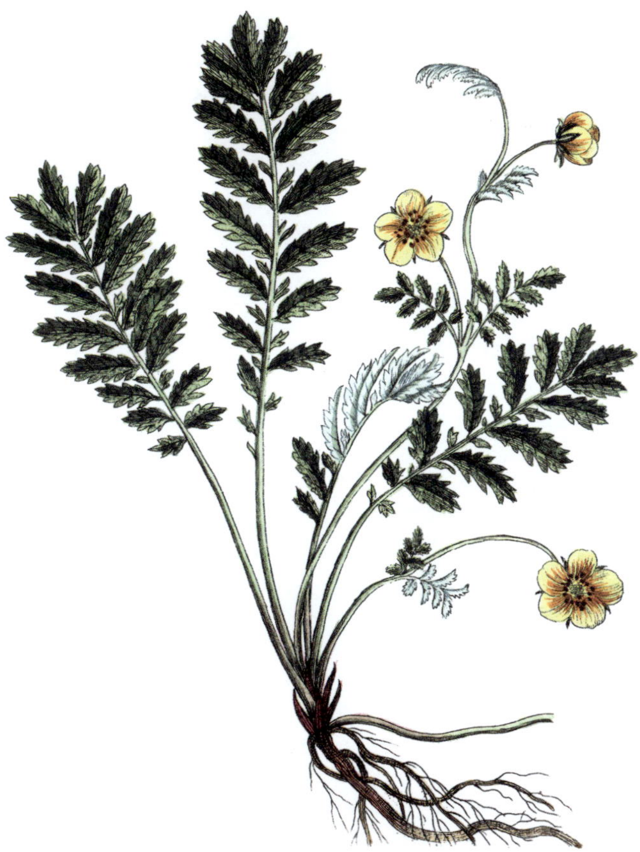

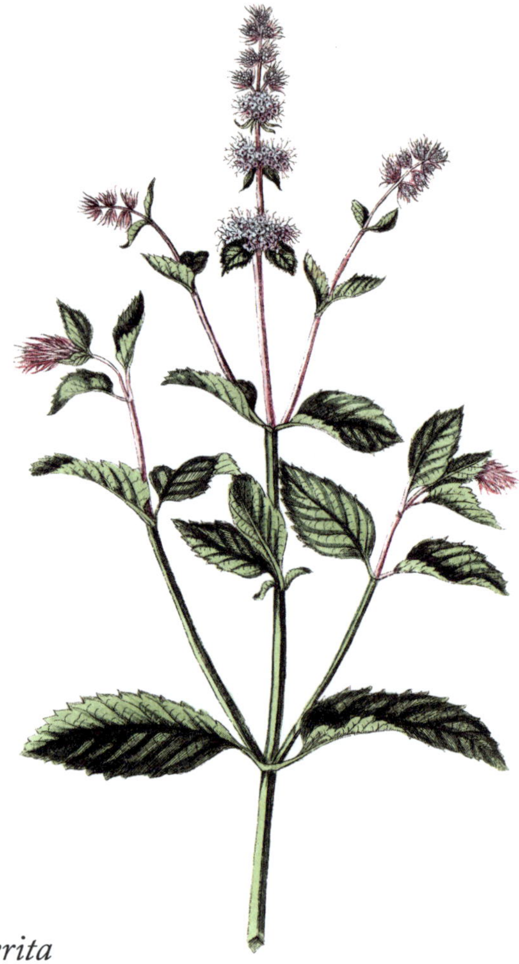

Pfefferminze
Mentha × piperita

Es gibt rund 30 verschiedene Minzarten – die Pfefferminze ist die bekannteste davon, sie entstand im 17. Jahrhundert in England durch die Kreuzung von Wasserminze und Grüner Minze. Das im ätherischen Öl der Pfefferminze enthaltene Menthol wirkt krampflösend auf die Darmschleimhaut. Ihre Flavonoide regen die Freisetzung von Enzymen und Gallenflüssigkeit an, die die Verdauung fördern. Die antibakterielle Wirkung der Pfefferminze hemmt das Wachstum schädlicher Darmbakterien und verbessert auf diese Weise die Darmflora. Ob als Tee oder in Form von alkoholischen Lösungen – aktuelle Forschungen empfehlen Pfefferminze bei Erbrechen, Magen-Darm-Krämpfen und Blähungen. Erwachsenen wird bis zu 3-mal täglich ein Tee aus 2 TL getrockneten Blättern empfohlen. Das reine ätherische Pfefferminzöl, verarbeitet in magensaftresistenten Kapseln, hat sich zuletzt in klinischen Studien als Behandlungsoption bei Reizdarm etabliert.

Rezept

Erfrischender Tee zur Stärkung der Darmflora

Zutaten

30 g Kümmelfrüchte
25 g Pfefferminzblätter
5 g Tausendgüldenkraut
40 g Melissenblätter

Zubereitung

Die grob zerkleinerten Pflanzenteile in einer Schüssel vermischen und in lichtgeschützte Teebeutel oder eine Teedose abfüllen. 1 EL der Mischung pro Tasse vor der Zubereitung in einem Mörser anstoßen, aufgießen und den Tee 5 Minuten ziehen lassen.

Diesen Tee kann man auch sehr gut gekühlt als Erfrischungsgetränk servieren. Hierzu 2–3 EL der Teemischung mit 1 l kochendem Wasser überbrühen, 5 Minuten lang ziehen lassen, in einen Krug abseihen. Anschließend 2 TL Honig dazugeben und mit Eiswürfeln, einer Zitronenscheibe und frischen Pfefferminzblättern servieren.

Teemischung bei Durchfall

Zutaten

50 g Heidelbeerfrüchte
30 g Brombeerblätter
20 g Gänsefingerkraut

Zubereitung

1 EL der Mischung mit 200 ml heißem Wasser aufkochen und 10 Minuten leicht köcheln lassen. Anschließend abkühlen lassen und lauwarm trinken. Bei Bedarf 3- bis 4-mal täglich 1 Tasse trinken.

Die Mischung kombiniert drei bewährte Heilpflanzen, die sich bei leichten Durchfallbeschwerden gegenseitig ergänzen: Heidelbeerfrüchte liefern adstringierende Gerbstoffe, die die Darmschleimhaut beruhigen und den Stuhl festigen. Brombeerblätter unterstützen diesen Effekt. Gänsefingerkraut enthält ebenfalls Gerbstoffe und hilft, krampfartige Beschwerden zu reduzieren. Das längere Köcheln ist notwendig, da sich die Gerbstoffe sonst sehr schlecht in Wasser lösen.

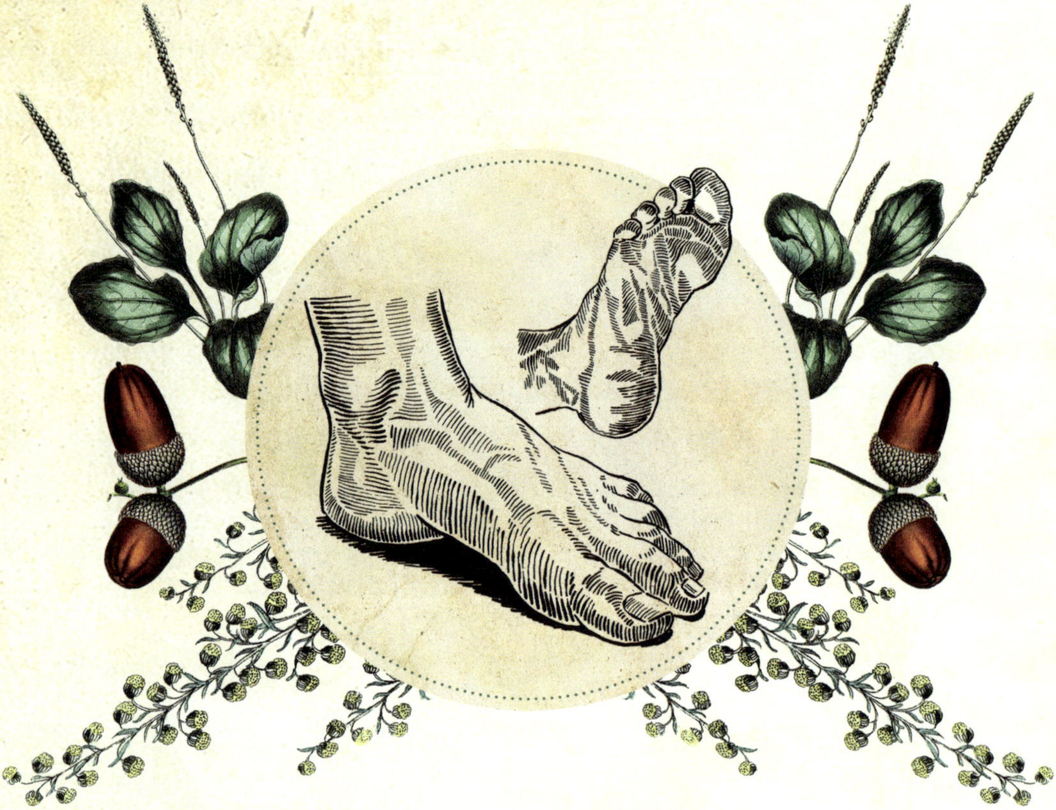

Die Füße und ihre Pflanzen

Sie tragen die Hauptlast unseres Körpers und helfen uns, stabil durchs Leben zu gehen. Dafür dürfen wir ihnen gern mehr Aufmerksamkeit schenken – mit erfrischenden Fußbädern, viel Barfußgehen und simplen Hausmitteln.

Beeindruckend, wozu unsere Füße fähig sind: Rund 160.000 Kilometer legen sie durchschnittlich im Laufe eines Lebens zurück. Das entspricht vier Erdumrundungen! Kaum ein anderes Körperteil wird täglich so stark beansprucht – und dennoch erhalten unsere Füße oft erst dann Aufmerksamkeit, wenn sie schmerzen oder überlastet sind. Genug Anknüpfungspunkte für Beanspruchungen gäbe es zumindest, denn Füße bestehen aus 26 Knochen, rund 33 Gelenken sowie zahlreichen Muskeln, Sehnen, Bändern und einem dichten Netz aus Blutgefäßen und Nerven. Die Haut der Füße ist dicker als an anderen Körperstellen, um Druck und Reibung standzuhalten. Gerade bei trockener Witterung und in der warmen Heizperiode kann diese Haut jedoch sehr trocken und rissig werden. Zugleich schwitzen Füße besonders stark, was ein feuchtwarmes Milieu schaffen kann, in dem sich Pilze und Bakterien leicht vermehren. Regelmäßige Pflege ist daher nicht nur eine Frage des Wohlbefindens, sondern auch der Gesundheit.

Auch das richtige Schuhwerk trägt dazu bei, die Füße während ihrer lebenslangen Langstrecke zu unterstützen. Schuhe sollten dem Fuß genügend Platz bieten, gut sitzen und aus atmungsaktiven Materialien bestehen, damit Feuchtigkeit entweichen kann. Zu enge oder zu harte Schuhe führen leicht zu Druckstellen und somit zu Hühneraugen, Blasen und Fehlstellungen.

Außerdem empfehlen sich Heilpflanzen, um auf vielfältige Weise die Fußgesundheit zu erhalten: Fußbäder können müde Füße beleben, und eine Salbe aus Arnika oder Latschenkiefer sorgt für wohltuende Lockerung der Muskulatur. Auch ganz einfache Hausmittel sind empfehlenswert, ein Essigfußbad etwa erfrischt, hemmt Bakterien und macht die Haut weich, während ein Fußpeeling mit Salz und etwas Olivenöl Hornhaut sanft entfernt. Die anschließende Pflege mit pflanzlichen Ölen, zum Beispiel Mandel- oder Ringelblumenöl, hilft der Haut, die notwendige Feuchtigkeit zu halten. Wer zu trockenen Fersen neigt, kann abends eine reichhaltige Creme auftragen und Baumwollsocken darüberziehen, um die Inhaltsstoffe intensiv einwirken zu lassen.

Um Füße und Beine zu beleben, empfiehlt sich ein klassisches Kneipp-Anwendungsritual: der Schenkelguss. Dabei führt man kaltes Wasser vom rechten Fuß außen beginnend bis über das Knie, anschließend an der Innenseite wieder hinunter, danach folgt das linke Bein. Anschließend darauf achten, dass man nicht friert. Der kurze Kältereiz wirkt durchblutungsfördernd, kräftigt die Gefäße und lindert das Schweregefühl in den Beinen, besonders wohltuend nach einem langen Tag oder bei sommerlicher Hitze.

Wer kann, geht zudem regelmäßig barfuß, auf Wiesen, Waldboden oder Sand. Das stärkt die Fußmuskulatur, fördert die Durchblutung und verbessert das Körpergefühl. Besonders das Gehen auf natürlichem Untergrund fordert den Fuß auf unterschiedliche Weise. Die Folge: Haltung, Gleichgewicht und Koordination verbessern sich. Und ganz nebenbei schenkt das Barfußgehen ein Stück Freiheit.

Beifuß
Artemisia vulgaris

Beifuß gehört zu den ältesten bekannten Heilpflanzen: In den Höhlen von Lascaux wurden in bis zu 10.000 Jahre alten Ablagerungen Reste dieser Pflanze gefunden. Der Name Beifuß geht vermutlich darauf zurück, dass man früher Zweige an den Fuß band oder Blätter in die Schuhe legte, zur Erfrischung beim Gehen und um Ermüdung vorzubeugen. Erklären lässt sich die nachgesagte stärkende Eigenschaft mit den Bitterstoffen dieser Pflanze, die als Gewürz verwendet den Appetit steigern und den Körper kräftigen sollte. Dies hat man möglicherweise auf eine symbolische Anwendung übertragen. Inwieweit darüber hinaus andere Effekte eine Besserung herbeiführen, lässt sich mit den bisher verfügbaren Daten noch nicht ableiten.

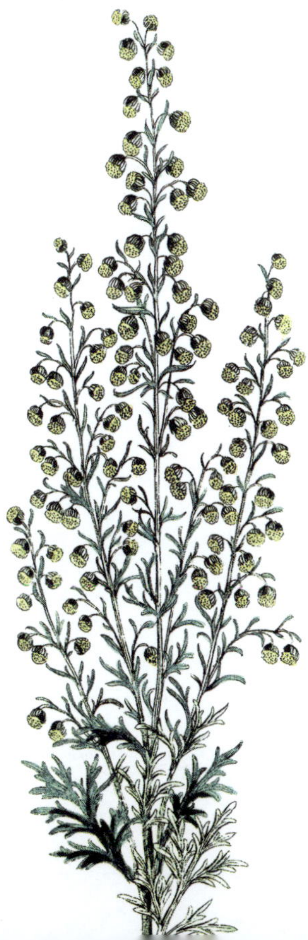

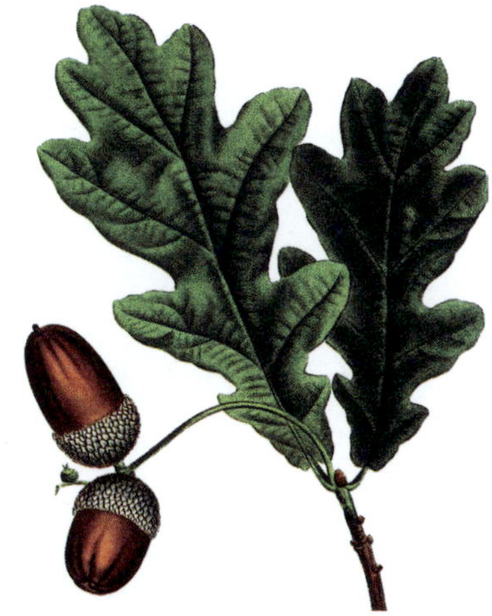

Eiche
Quercus sp.

Eichenrinde wirkt schweißhemmend und antibakteriell und ist deshalb ein bewährtes Mittel gegen Fußgeruch und Fußschweiß. Sie hilft auch, die Haut zu festigen und kleine Risse zu schließen. Für diese Wirkungen sind allen voran die Gerbstoffe verantwortlich – Eichenrinde zählt mit bis zu 20 Prozent Gerbstoffen zu den gerbstoffreichsten heimischen Heilpflanzen. Aufgrund ihrer vielfältigen Wirkungen hat sich Eichenrinde bis heute bei Hauterkrankungen auch an den Füßen etabliert, etwa als Fußbad. Zusätzlich sagt man Eichenrinde eine stärkende Eigenschaft nach und wendet Fußbäder bei müden Beinen an. Dazu verwendet man 5 g Eichenrinde pro Liter Wasser – unbedingt als Abkochung hergestellt: Eichenrinde zusammen mit dem Wasser einige Minuten lang aufkochen.

Wurmfarn
Dryopteris filix-mas

Im mythologisch hochverehrten Farnsamen sah man über Jahrhunderte ein beliebtes und gefürchtetes Zaubermittel. Sowohl Hildegard von Bingen als auch Shakespeare schrieben darüber. Medizinisch waren mehrere Anwendungen in Europa populär: Zum Beispiel war Wurmfarn eine häufig genutzte Arznei als Auflage und Einreibung bei Schmerzen. Bei Fußschmerzen oder auch Schweißfüßen legte man ein Blatt in die Schuhe, und bei Wadenkrämpfen wurde Wurmfarn meist in Form alkoholischer Auszüge örtlich aufgetragen. Heute lässt sich diese Anwendung aufgrund fehlender Untersuchungen nicht erklären. Aufgrund leicht toxischer Inhaltsstoffe sollte er jedenfalls nur äußerlich und nicht in der Schwangerschaft verwendet werden.

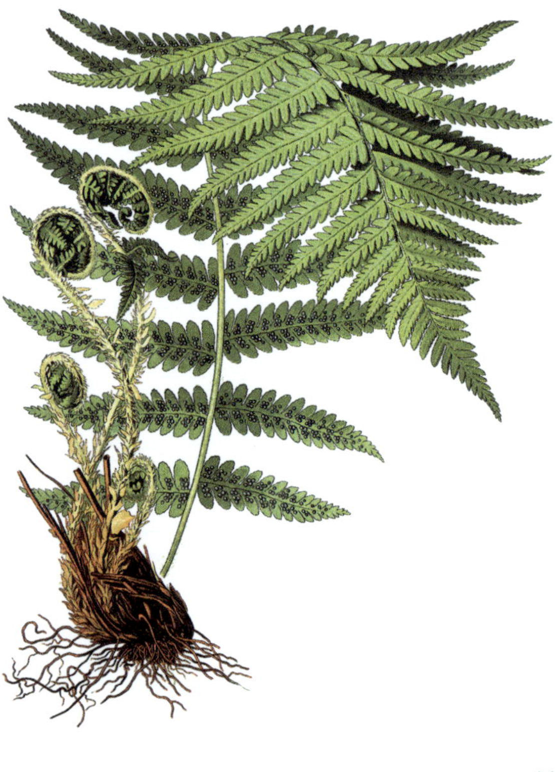

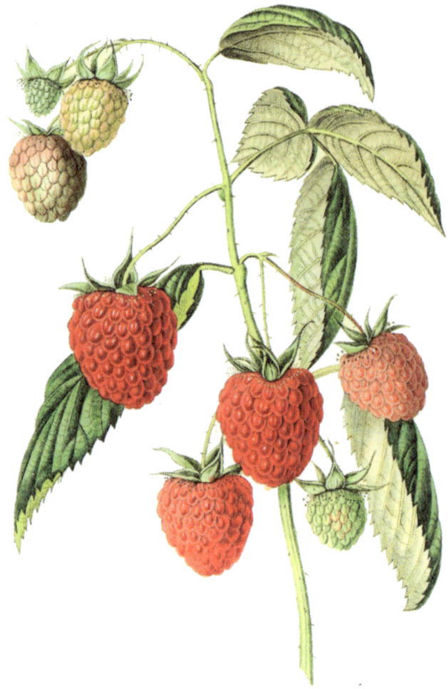

Himbeere
Rubus idaeus

Die Himbeere liefert nicht nur wohlschmeckende Beeren, sondern auch medizinisch einsetzbare Blätter. Diese enthalten ausreichend hohe Mengen an Gerbstoffen, sodass Auszüge daraus leicht schweißhemmend wirken können. Sie festigen die Haut, wirken leicht adstringierend und können so Reizungen oder Rissen vorbeugen. In der Volksheilkunde sagt man Fußbädern aus Himbeerblättern darüber hinaus auch eine wohltuende Wirkung bei müden oder schweren Beinen nach.

Breitwegerich
Plantago major

Breitwegerich enthält leicht antibakterielle und reizlindernde Inhaltsstoffe. Früher band man ihn bei kleineren Verletzungen leicht angedrückt auf die blutende Stelle bzw. träufelte den Pflanzensaft darauf. Etwas weniger bekannt ist die Tatsache, dass die alpine Volksmedizin müde Beine mit Breitwegerichsaft einreibt oder die Blätter in Schuhe einlegt. Auch bei geschwollenen oder schmerzenden Beinen werden die Blätter aufgelegt. Während sich die wundheilungsfördernden Effekte im Ansatz mit dem enthaltenen leicht antibakteriell wirkenden Aucubin erklären lassen, bleibt ein möglicher Effekt bei schweren Beinen bis heute rätselhaft.

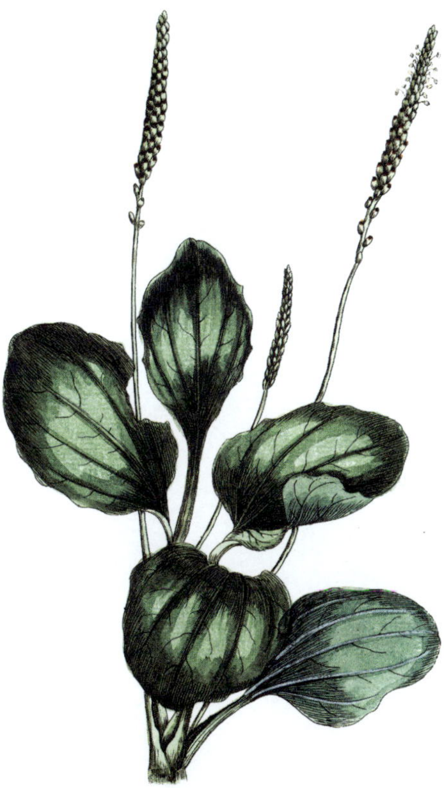

Rezept

Belebendes Kräuter-Fußbad

Zutaten

2 EL getrocknetes Beifußkraut
1 EL getrocknete Himbeerblätter
5 Tr. Latschenkieferöl
2 l Wasser

Zubereitung

Die Kräuter mit dem heißen Wasser übergießen und zugedeckt etwa 10 Minuten ziehen lassen. Anschließend abseihen, abkühlen lassen, das Latschenkieferöl hinzufügen und den Aufguss in eine kleine Wanne geben. Füße 10–15 Minuten darin baden, dabei gelegentlich leicht bewegen.

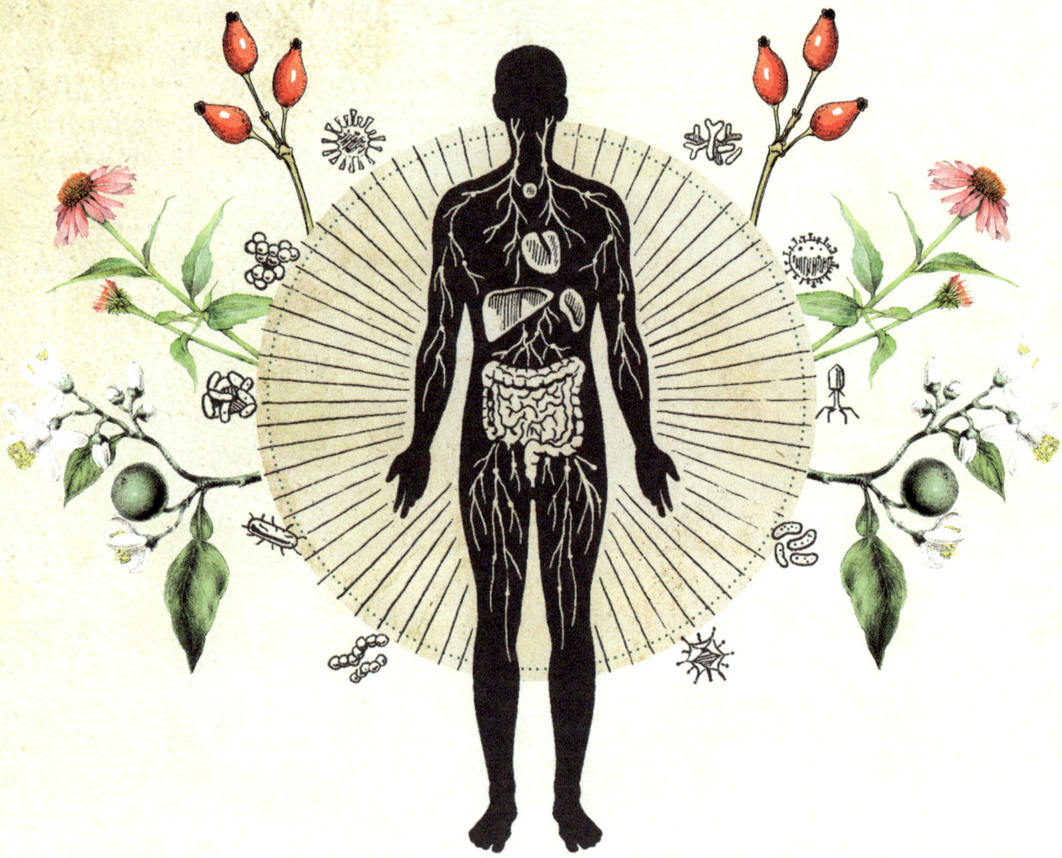

Das Immunsystem und seine Pflanzen

Wie an einem Schutzschild prallen Erkältungsviren und andere Krankheitserreger an unserem Immunsystem ab. Kren oder Sonnenhut helfen uns, Abwehrlücken zu schließen.

Es sind Millionen von Viren, Bakterien, Pilzen und anderen Mikroorganismen, die täglich versuchen, sich in uns anzusiedeln und sich auszubreiten, und dabei mitunter Schaden anrichten. Ihnen stellt sich unser Immunsystem entgegen, das die Angriffe abwehrt und so verhindert, dass wir krank werden. Mediziner unterscheiden zwischen dem angeborenen Immunsystem, das unsere erste Verteidigungslinie bildet, und dem erworbenen Immunsystem, das sich Eindringlinge »merkt« und so bei einer erneuten Infektion effizienter bekämpfen kann.

Manche Krankheitserreger tarnen sich, indem sie menschlichen Zellen ähneln – eine besondere Herausforderung für die Immunzellen. Sie müssen präzise erkennen, wen sie bekämpfen sollen und wen nicht. »Periphere Immuntoleranz« lautet der Fachbegriff für diesen Schutzmechanismus, der verhindert, dass das Immunsystem körpereigene Zellen und Gewebe angreift. Erst 2025 ging der Nobelpreis für Medizin an drei Forschende, die sich seit Jahren intensiv mit diesem Spezialgebiet der Immunologie und den wichtigen regulatorischen T-Zellen befassten.

Von ihrer Forschung erhofft man sich in der Zukunft wegweisende Therapien für die Behandlung von Krebs und Autoimmunkrankheiten. Es sind aber nicht die Immunzellen allein, die rund um die Uhr Angriffe abwehren: In einem komplexen Zusammenspiel von Organen, Zellen und Molekülen sind besonders auch die Lymphknoten, die Milz sowie der Thymus – ein Organ im oberen Brustkorb – in dieses Netzwerk eingebunden.

Für ein funktionierendes Immunsystem ist ein ausgewogenes Verhältnis von Vitaminen und Mineralstoffen wie den Vitaminen A, C und D sowie Zink, Kupfer und Selen erforderlich. Tut sich irgendwo ein Mangel auf, kann dieser Abwehrlücken begünstigen. Schaffen es Krankheitserreger, durch diese Abwehrlücken zu schlüpfen, tritt die innere Verteidigung auf den Plan: Das Knochenmark ist die Kinderstube unserer Immunzellen, hier entwickeln sich die Lymphozyten, die die sogenannten Sonderkommandos der weißen Blutkörperchen bilden und die es zu stärken gilt. Bestimmte Lymphozyten können im Verteidigungsfall blitzschnell massenhaft Antikörper produzieren und so die Abwehr stärken. Vitamin C, das unter anderem hoch dosiert in Zitronen oder Hagebutten vorkommt, unterstützt die Bildung und Reifung der Lymphozyten. Zink, das zum Beispiel in Linsen, Erbsen, Amarant und Nüssen enthalten ist, sorgt für gutes Wachstum, und Selen, beispielsweise aus Hülsenfrüchten, fördert die Funktion immunstärkender Zellen. Ätherische Öle aus Thymian, Eukalyptus oder Latschenkiefer können mit ihrer antibakteriellen Wirkung unser Abwehrsystem indirekt entlasten.

Als Faustregel gilt: Tiefgrüne, gelbe, rote und orange Pflanzen, die außer zahlreichen anderen Vitalstoffen auch Beta-Carotin oder Polyphenole enthalten, stärken das Immunsystem, weil sie die Zellen vor schädlichen Radikalen schützen und so entlasten. Was sonst noch hilft? Ausreichend schlafen, viel Wasser trinken, regelmäßige Bewegung und – das zeigen Studien – herzhaftes Lachen, weil Lachen Stress abbaut und die Bildung natürlicher Abwehrzellen fördert.

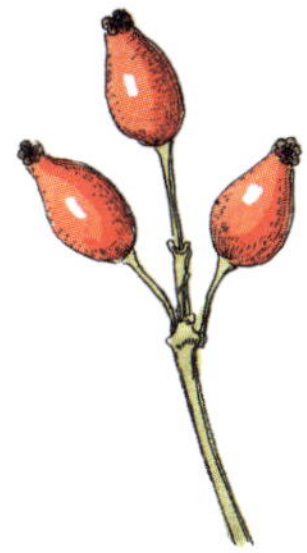

Hagebutte
Rosa canina

Eine der besten natürlichen Quellen für Vitamin C, zudem hilft ihr hoher Gehalt an Antioxidantien, freie Radikale zu neutralisieren und die Immunzellen zu schützen. Die Hagebutte unterstützt den Körper, sich besser gegen Viren und Bakterien zu wehren. Man kann sie als Tee (2- bis 3-mal täglich je 2 TL der getrockneten Früchte pro Tasse), als Pulver oder in Marmeladen verwenden.

Sonnenhut
Echinacea purpurea

Der Sonnenhut, auch bekannt als Echinacea, ist eine der bekanntesten Heilpflanzen zur Stärkung des Immunsystems. Schon die nordamerikanischen Ureinwohner, aus deren Region die Pflanze ursprünglich stammt, nutzten ihre immunstärkenden Eigenschaften. Studien haben die Wirkung des Sonnenhuts mittlerweile untermauert. Er erhöht die Produktion weißer Blutkörperchen und wirkt entzündungshemmend, deshalb kann er sowohl zur Vorbeugung als auch zur Behandlung von Erkältungen und Atemwegsinfekten eingesetzt werden. Für die Anwendung eignen sich Frischpflanzenpresssäfte, alkoholische Auszüge oder Kapseln.

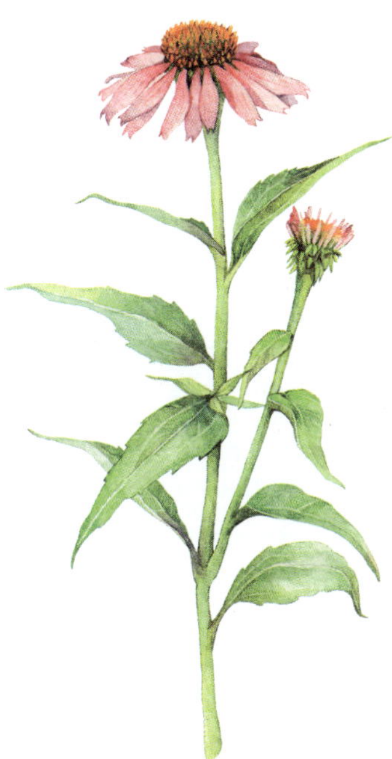

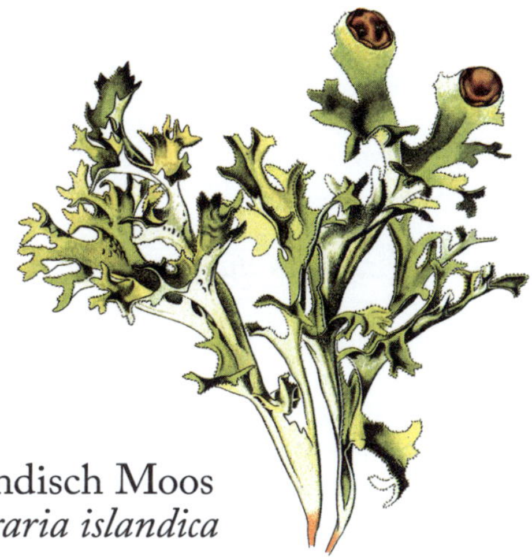

Isländisch Moos
Cetraria islandica

Isländisch Moos ist reich an Schleimstoffen, die gereizte, durch trockene Raumluft angegriffene Schleimhäute beruhigen, indem sie sich wie eine schützende Schicht darüberlegen. Zusätzlich enthalten die Flechtensäuren antibakterielle und entzündungshemmende Wirkstoffe. Neuere Untersuchungen deuten außerdem auf direkte immunstimulierende Effekte hin. Isländisch Moos wird häufig als Tee, Hustensaft oder in Form von Lutschtabletten verwendet.

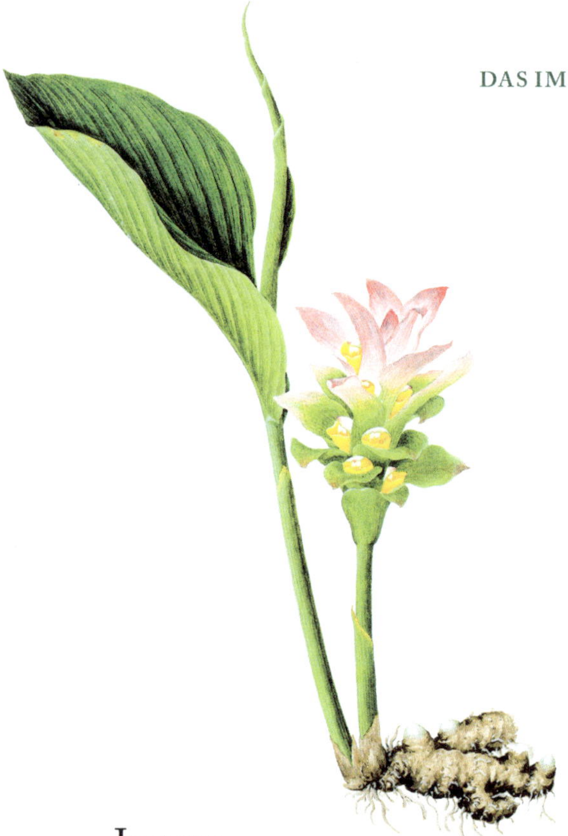

Ingwer
Zingiber officinale

Die scharfen Gingerole im Ingwer regen die Durchblutung an, wirken entzündungshemmend und fördern die Schleimlösung in den Atemwegen. Außerdem regt Ingwer die Produktion von Immunzellen an. Ein heißer Ingwertee mit Zitrone und Honig ist besonders bei den ersten Anzeichen einer Erkältung ratsam. Ingwer besitzt in der Pflanzenheilkunde eine einzigartige Eigenschaft: Außer der Anregung von Speichel- und Magensaftproduktion führt Ingwer auch zu einer Erweiterung der Gefäße an der Hautoberfläche. Dadurch entsteht ein wärmendes Gefühl. Dieser Effekt ist auch dafür verantwortlich, dass Ingwertee (2- bis 3-mal täglich je 2 TL der frischen oder 1 TL der getrockneten Wurzel als Abkochung) rasch gegen kalte Gliedmaßen und Frösteln helfen kann.

Kren
Armoracia rusticana

Die Senföle im Kren unterstützen das Immunsystem durch ihre starken antimikrobiellen Eigenschaften. Sie wirken effektiv gegen Bakterien und Pilze und fördern die Durchblutung der Schleimhäute, wodurch Krankheitserreger schneller abgewehrt werden können. Frisch geriebener Kren, ob pur auf Brot, verarbeitet mit etwas Obers bzw. Joghurt oder in Salaten, kann insbesondere in der Erkältungszeit ein wertvoller Beitrag zur Stärkung der Abwehrkräfte sein. Im Alpenraum wird in diesem Zusammenhang schon seit langer Zeit frischer Kren mit Honig oder Zucker vermischt. Die daraus gewonnene Lösung wird teelöffelweise zum Vorbeugen und Behandeln von Atemwegserkrankungen eingenommen.

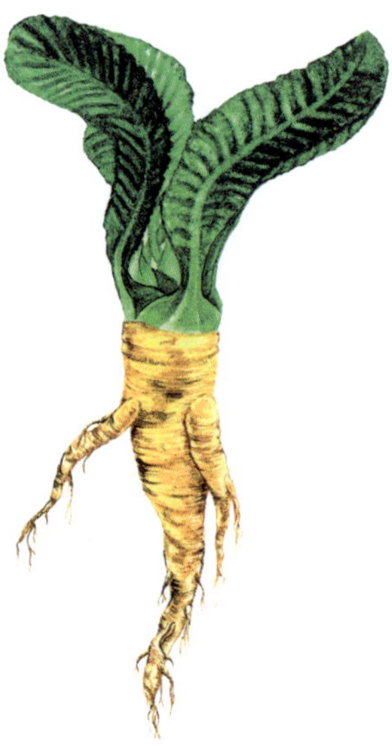

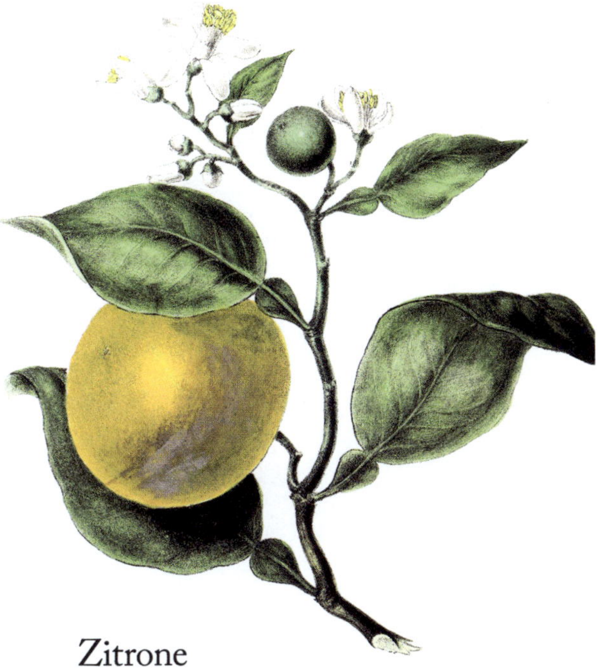

Zitrone
Citrus × limon

Die Zitrone ist ein echtes Multitalent für das Immunsystem. Ihr hoher Gehalt an Vitamin C und Antioxidantien unterstützt die körpereigenen Abwehrkräfte und hilft, freie Radikale zu bekämpfen. Die enthaltenen sekundären Pflanzenstoffe und Flavonoide tragen zusätzlich dazu bei, die Immunzellen zu stärken und entzündlichen Prozessen entgegenzuwirken. Zitronen können vielseitig eingesetzt werden – ob als erfrischendes Getränk, in Salaten oder als Zutat in warmen Tees. Sie sind in der Erkältungszeit eine wohltuende Unterstützung für den Körper. Besonders beliebt ist die Heiße Zitrone, für die einfach der Saft einer Zitrone in warmem Wasser verdünnt zur Vorbeugung oder bei beginnenden Erkältungssymptomen getrunken wird.

Rezept

Tee für starke Abwehrkräfte

Zutaten

25 g getrocknete Hagebutten
5 g getrockneter Ingwer
10 g getrocknetes Isländisch Moos

Zubereitung

Für die Zubereitung der Teemischung werden die grob zerkleinerten Zutaten in eine Schüssel gegeben, gründlich vermischt und anschließend in lichtgeschützte Teebeutel oder Teedosen abgefüllt. Zur Anwendung werden 2 TL der Mischung mit 200 ml kochendem Wasser übergossen. Der Tee sollte 5 Minuten ziehen und anschließend lauwarm getrunken werden.

Es können bis zu 2 Tassen täglich konsumiert werden. Für eine zusätzliche Wirkung kann vor dem Trinken der Saft einer halben Zitrone hinzugefügt werden.

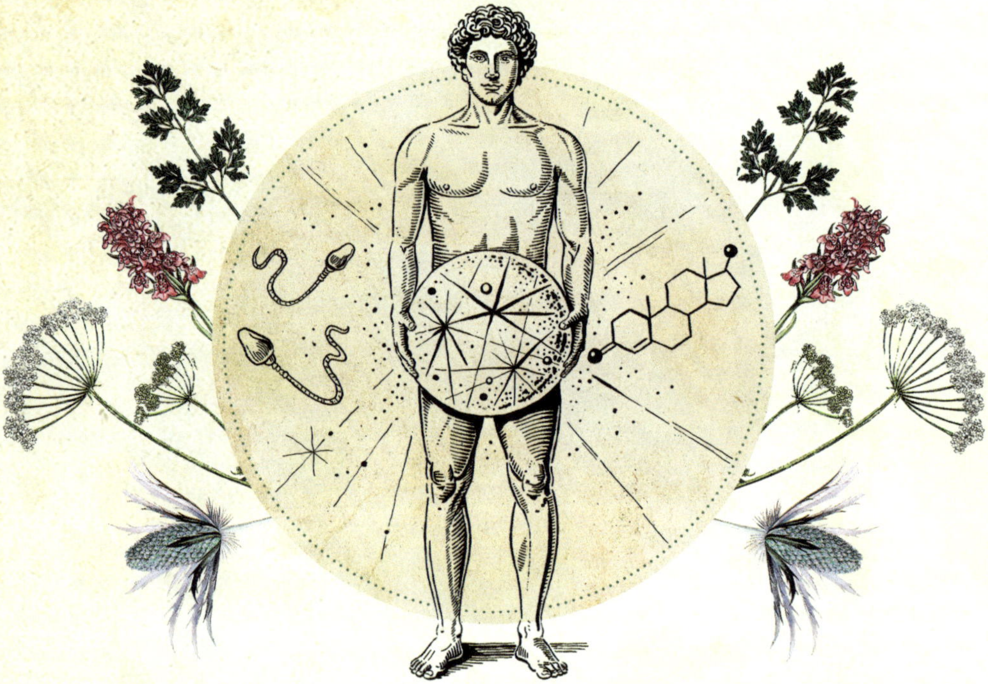

Die Libido und ihre Pflanzen

Wo sitzt eigentlich das Verlangen? Und was, wenn sich dort plötzlich Gleichgültigkeit statt Leidenschaft breitmacht? Welche Pflanzen aphrodisierend wirken und Lust auf Liebe machen.

Sie zählt, ähnlich wie Essen und Trinken, zu den primären Bedürfnissen: die Sexualität. Ihre Erfüllung ist essenziell und ebenso individuell wie Hunger und Schlaf: Während der eine stets Appetit hat, ist der andere mit kleinen Portionen zufrieden. Die Bezeichnung Libido steht für die sexuelle Lust, die wir empfinden und die einmal größer, einmal weniger groß ist. Das kann von der Tagesverfassung, dem Gesundheitszustand oder dem Stresslevel abhängen, auch vom Grad der Verliebtheit oder der Tiefe der Liebe, die wir empfinden, sowie von hunderten anderen Faktoren.

Begehren entsteht im Kopf. Darüber ist sich die Wissenschaft auf diesem erstaunlich wenig erforschten Gebiet bislang einig. Unser Gehirn ist in diesem Sinn recht einfach gestrickt: Weil sich Glücksgefühle einstellen, wenn elementare Bedürfnisse befriedigt werden, sehnt es sich permanent danach. Mit der Aussicht auf Belohnung entsteht Verlangen, das uns zum Handeln motiviert.

Und wo sitzt das Verlangen? Irgendwo zwischen Mittel- und Vorderhirn, im Belohnungssystem, in dem Begierden aller Art geweckt werden: die nach Sex ebenso wie die nach Schokotorte oder einem Glas Rotwein. Unser Belohnungssystem funktioniert dabei ähnlich wie ein Schaltkreis: Ein Reiz von außen – ein Duft, eine Berührung, ein Bild oder ein Geräusch – generiert einen Drang, den die Großhirnrinde als bewusstes Verlangen erfasst. Sie gibt dem Körper daraufhin die Anweisung, dieses

Verlangen zu stillen. Ist der Reiz erotisch, passiert bei einem körperlich gesunden Menschen Folgendes: Das aktivierte Belohnungssystem leitet Signale an den Hirnstamm und das Rückenmark weiter, wo das vegetative Nervensystem verläuft, das dafür sorgt, dass unser Herz schneller schlägt, die Atmung sich beschleunigt und der Blutfluss in den Genitalien sich erhöht. Hypothalamus und Hypophyse schütten einen Cocktail aus Botenstoffen aus, darunter Oxytocin, das sogenannte Kuschelhormon, das uns sanftmütig macht und das Gefühl vermittelt, unserem Partner besonders nah zu sein. Zudem – kein unwesentlicher Punkt – hemmt es das Kritikzentrum im Frontalhirn.

Männer bekommen eine Erektion, bei Frauen schwillt die Klitoris an, und der Befriedigung des Elementarbedürfnisses steht nichts mehr im Wege. Nur: Was, wenn es gar nicht so weit kommt? Wenn das Verlangen abhandengekommen ist und das Belohnungszentrum nicht mehr auf Lust anspringt? Ein Problem, das es seit Jahrhunderten gibt, denn ebenso lang beschäftigt sich die Volksmedizin damit. Heilpflanzen wie Petersilie, Bockshornklee, Bohnenkraut oder Brennnessel werden seit Generationen genutzt, um das sexuelle Verlangen zu stimulieren. Auch scharf schmeckende Pflanzen kommen zum Einsatz – Ingwer ist eine davon. Er »heizt« den Körper an und gibt der Libido den nötigen Schub. Ein Phänomen, das die moderne Forschung teilweise bestätigt. Pflanzliche Aphrodisiaka wirken wohl, indem sie unsere Geschlechtsorgane stärker durchbluten und das Ausschütten von Sexualhormonen anregen.

Schon in der Antike sollten duftende Kräuter oder ein guter Schluck Wein der körperlichen Liebe auf die Sprünge helfen. Kurzum: Genuss und dazu ein bisschen Ruhe. Ein Ansatz, der noch heute gilt.

Stärkster Widersacher der Libido ist übrigens Stress. Die Produktion von Sexualhormonen wird nämlich durch die bei Stress ausgeschütteten Hormone gedrosselt. Verlässlicher als bloß eine schnell angezündete Kerze kann deshalb ein ehrliches »Ich kümmer' mich!« die Libido entfachen: Abendessen zaubern, Teller abräumen, in den Geschirrspüler schlichten, Wein nachschenken und dann das Dessert …

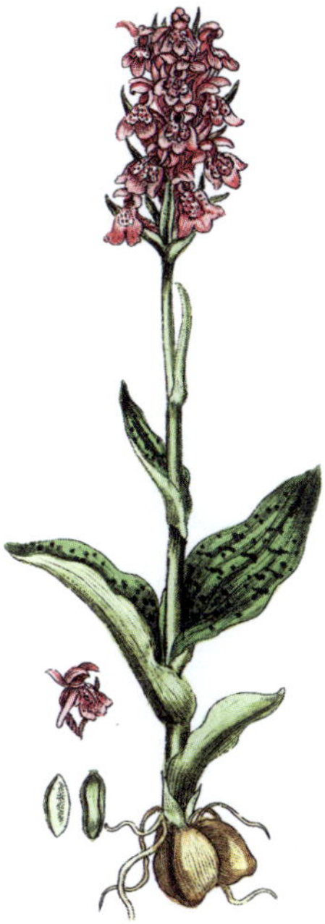

Bockshornklee
Trigonella foenum-graecum

Insbesondere zur Stärkung älterer Männer bedient sich die europäische Volksmedizin seit langem des Bockshornklees als tonisierender Heilpflanze. Diese Wirkung wird vor allem den enthaltenen Steroidsaponinen zugeschrieben. Eine Studie mit 120 Männern im Alter von 43 bis 70 Jahren zeigte: Die tägliche Einnahme von 600 mg Bockshornkleesamenextrakt führte zu einer deutlichen Verbesserung der sexuellen Funktion und einer Erhöhung des Testosteronspiegels.

Knabenkraut
Orchis sp.

Um zu verstehen, warum das Knabenkraut seit je als Aphrodisiakum und Potenzmittel galt, genügt ein Blick auf seine Wurzeln. Die Orchidee aus dem Alpenraum bildet zwei Knollen – eine schwarze aus dem Vorjahr, eine weiße aus dem neuen Jahr –, die an männliche Hoden erinnern. Diese Erscheinung ist ein klassisches Beispiel der Signaturenlehre in der Volksmedizin. Schon im antiken Griechenland nutzten Zauberinnen die Knollen: die schwarze zur Potenzminderung, die weiße zur Stärkung der Liebeskraft. Ähnliche Bräuche gab es bis ins 19. Jahrhundert im Zillertal. Bis ins 20. Jahrhundert war Knabenkraut ein weit verbreitetes Potenzmittel, häufig in Kombination mit Ingwer als fruchtbarkeitssteigerndem Aphrodisiakum. Aufgrund fehlender moderner Untersuchungen lässt sich die tatsächliche Wirksamkeit nicht einschätzen.

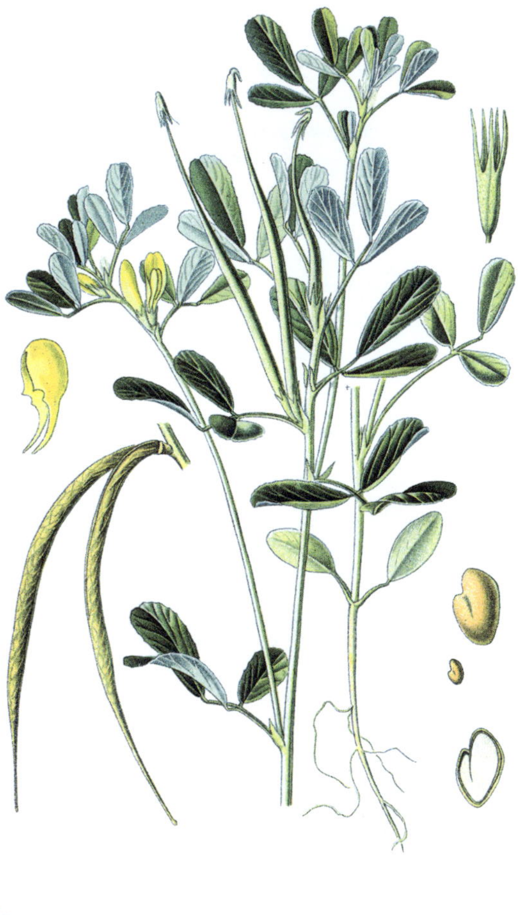

Petersilie
Petroselinum crispum

»Petersilie hilft dem Mann aufs Pferd ...«, so beschreibt ein altes Sprichwort die Wirkung der Petersilie auf die Potenz des Mannes. Im 18. und 19. Jahrhundert soll sie in schottischen Herrenklubs als Tee und Gewürz mit besonderer Vorliebe gereicht worden sein. Für schwangere Frauen hingegen galt die Heilpflanze damals als riskant: Der Wirkstoff Apiol im ätherischen Öl der Petersilie zeigte in früheren Untersuchungen eine Wirkung, die zu Kontraktionen der Gebärmutter führen konnte. In entsprechenden Konzentrationen konnte dies Schwangerschaften beenden und war für Frauen damals oft lebensgefährlich. Und erklärt sich auch der zweite Teil des eingangs erwähnten Sprichworts: »... und der Frau unter die Erd«. Hohe Mengen an Petersilie deshalb in der Schwangerschaft vermeiden. Und das reine ätherische Öl darf von niemandem eingenommen werden.

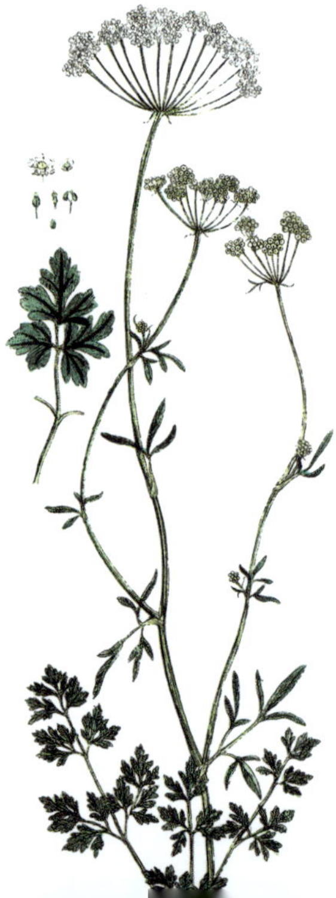

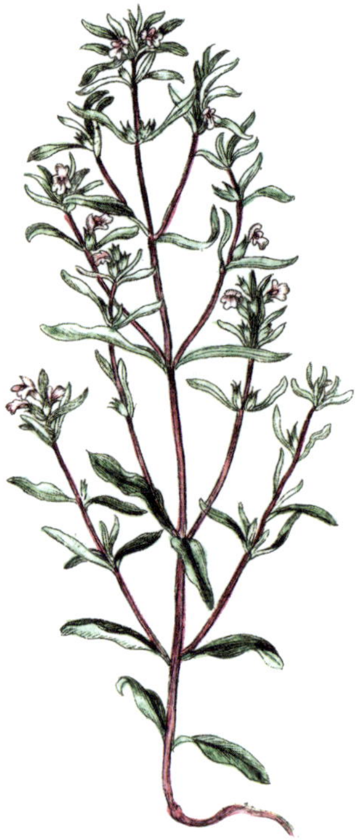

Bohnenkraut
Satureja hortensis

Der lateinische Name des Bohnenkrauts weist auf seine angeblich aphrodisierende Wirkung hin: Der wissenschaftliche Name *Satureja* ist mit dem Begriff Satyr verwandt, der ein lustvolles, halb menschliches Wesen aus der griechischen Mythologie bezeichnet. Diese Verbindung entstand vermutlich aufgrund der belebenden und aphrodisierenden Eigenschaften, die man der Pflanze in der Antike zuschrieb. Später empfahl der Kräutergelehrte Pietro A. Mattioli (1501–1578) das Bohnenkraut als Gewürz zur Steigerung der Liebeskraft. Bohnenkraut kann bedenkenlos verwendet werden, sei es als kräftigendes Gewürz oder in aromatischen Teemischungen, dazu 2-mal täglich je 1–2 TL getrocknetes Kraut pro Tasse Tee verwenden.

Mannstreu
Eryngium sp.

Kaum eine Pflanze symbolisiert Standhaftigkeit so sehr wie der Mannstreu – sein sprechender Name zeugt davon, dass man der Edeldistel immer schon eine potenzsteigernde Wirkung zugeschrieben hat. Volkstümliche Bezeichnungen wie Stehwurzel verstärken diese Assoziation. Und so beschreiben Kräuterbücher des 16. Jahrhunderts Mannstreu als Pflanze, die die Liebe fördern könne. Es wurde geraten, die Wurzel bei sich zu tragen oder sie als Tee aufzukochen. Wissenschaftlich nachgewiesen sind diese ihr zugewiesenen Effekte allerdings noch nicht.

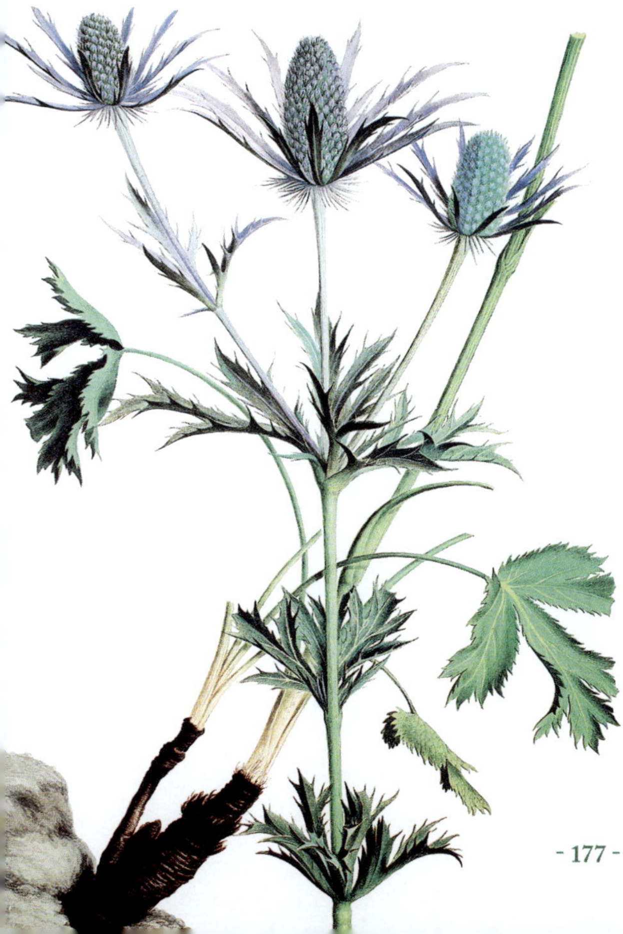

Rezept

Traditioneller aphrodisierender Tee

Zutaten

50 g Bohnenkraut
40 g Melisse
10 g Petersilienkraut

Zubereitung

Die grob zerkleinerten Zutaten gründlich vermischen und lichtgeschützt aufbewahren. Zur Anwendung 2 TL der Mischung mit 200 ml kochendem Wasser übergießen. 5 Minuten ziehen lassen, lauwarm trinken.

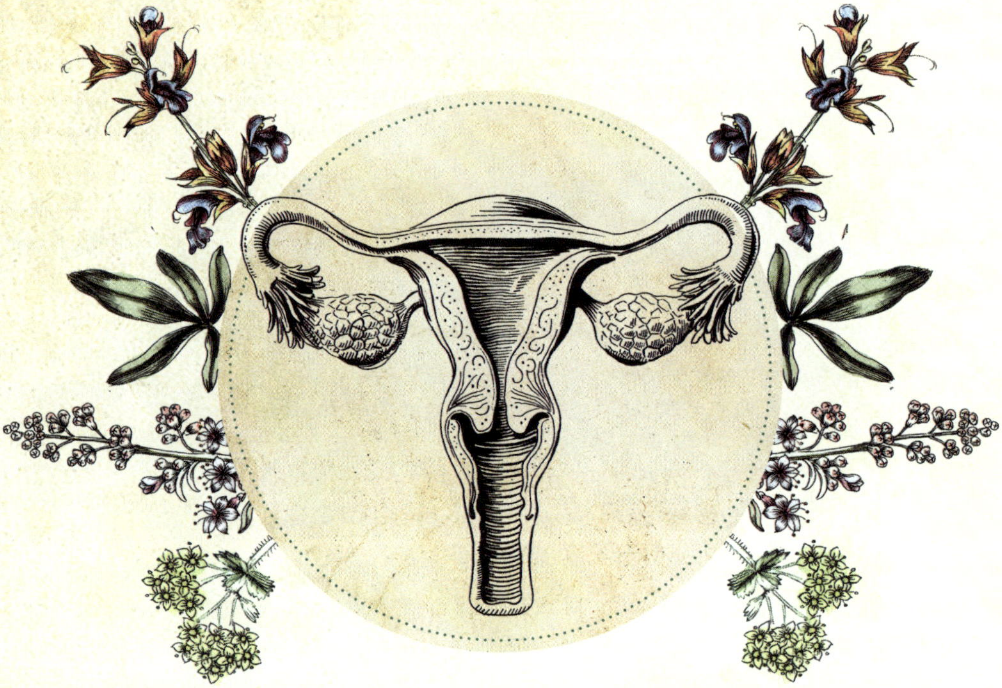

Die Wechseljahre und ihre Pflanzen

Wenn die weiblichen Hormone langsam weniger werden, bietet die Natur ein reiches Spektrum an Heilkräutern, die Körper, Geist und Seele beim Übergang in die neue Lebensphase unterstützen.

Jede Frau kommt mit etwa einer Million Eizellen auf die Welt. Das bedeutet: Der gesamte Eizellenvorrat, der ihr im Laufe ihres Lebens zur Verfügung steht, ist bereits bei der Geburt angelegt. Monat für Monat reift eine Eizelle heran, mit 35 besitzen Frauen im Durchschnitt noch rund 25.000 Eifollikel. Schrumpft die Reserve auf unter 1000, beginnen die Wechseljahre. Im Durchschnitt passiert das mit 51 Jahren.

Wie der Name bereits andeutet, sind die Wechseljahre eine Zeit der Umstellung – die Hormone sortieren sich neu, was eine Vielzahl von körperlichen und emotionalen Symptomen hervorrufen kann. Hitzewallungen, Schweißausbrüche, Schlafstörungen, aber auch Gelenkschmerzen, Gedächtnisprobleme oder Stimmungsschwankungen sind häufige Begleiter dieser Lebensphase; allesamt Veränderungen, die das Wohlbefinden erheblich beeinflussen können. Mit dem Rückgang der Östrogenproduktion in den Wechseljahren verringert sich auch der Schutz, den Östrogene dem Herz-Kreislauf-System bieten. Dies führt dazu, dass sich das Risiko für Herzinfarkte und Schlaganfälle ab den Wechseljahren jenem der Männer angleicht, die zuvor ein deutlich höheres Risiko für Herz-Kreislauf-Beschwerden hatten. Die Wechseljahre gelten zudem als Risikofaktor für Übergewicht und Diabetes. Außerdem beschleunigt sich der Knochenschwund, was das Risiko für Osteoporose erhöht.

Wie können sich Frauen auf diese Umstellung vorbereiten und sie mit gestärktem Körper und Geist erleben? Eine Antwort kann in der Prävention liegen und in der Unterstützung durch die Natur. Eine ausgewogene Ernährung, die reich an Phytoöstrogenen ist, kann dazu beitragen, den Hormonhaushalt auf natürliche Weise zu unterstützen. Phytoöstrogene sind pflanzliche Verbindungen, die eine östrogenähnliche Wirkung haben. Lebensmittel wie Leinsamen, Soja oder Vollkornprodukte enthalten besonders viele dieser Verbindungen. Daneben sollten frisches Obst, Gemüse und ballaststoffreiche Lebensmittel regelmäßig auf dem Speiseplan stehen.

Insbesondere Frauen in der Menopause profitieren von moderatem Krafttraining. Der sinkende Östrogenspiegel beschleunigt den Abbau von Knochensubstanz, was wiederum das Osteoporose-Risiko erhöht. Hier lässt sich mit mehr Muskelmasse gegensteuern. Krafttraining regt zudem den Stoffwechsel an, wodurch man der Gewichtszunahme in den Wechseljahren vorbeugen kann. Auch bei anderen häufigen Beschwerden kann Sport helfen. Nicht zu vernachlässigen ist der Stressabbau. Chronischer Stress kann die Symptome der Menopause verstärken. Deshalb ist es wichtig, Zeit für Erholung und regelmäßige Bewegung einzuplanen.

Zusätzlich bieten Heilpflanzen eine sanfte und effektive Möglichkeit, den Körper in den Wechseljahren zu unterstützen: Zubereitungen aus Traubensilberkerze, Rotklee und Soja sowie Johanniskraut sind bekannt dafür, Hitzewallungen und Stimmungsschwankungen zu mildern und das allgemeine Wohlbefinden zu steigern. Die Wechseljahre sind eine Zeit des Wandels und der Neuausrichtung. Mit den richtigen Maßnahmen können Frauen die auftretenden Begleiterscheinungen eindämmen und diese Lebensphase als Chance sehen, gestärkt in einen neuen, spannenden Lebensabschnitt zu starten.

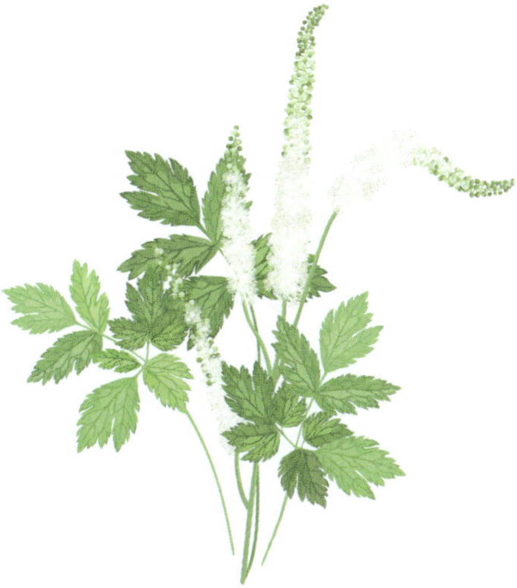

Traubensilberkerze
Actaea racemosa

Ursprünglich eine Pflanze der traditionellen Heilkunde Nordamerikas, wird sie seit den 1950er-Jahren auch in Mitteleuropa in der Frauenheilkunde eingesetzt und wurde in der Folge ausgiebig erforscht. Die Wurzel der Traubensilberkerze enthält mit Triterpenglykosiden und Phenolcarbonsäuren Wirkstoffe, die über unterschiedliche Botenstoffe positiv auf das Wohlbefinden wirken. Die Inhaltsstoffe des Traubensilberextrakts binden dabei unter anderem an Östrogenrezeptoren, sodass Wechseljahresbeschwerden, die auf einer Verringerung des Östrogenspiegels beruhen, entweder erst gar nicht entstehen oder verbessert werden. Dieser Vorgang ähnelt einer Hormontherapie. Klinische Studien belegen die Wirksamkeit von Traubensilberkerzen-Extrakten bei der Linderung von Hitzewallungen, Stimmungsschwankungen und Schlaflosigkeit. Für optimale Ergebnisse wird eine Dosierung von 2,5–6,5 mg Trockenextrakt 1- bis 2-mal täglich empfohlen. Die Einnahme erfolgt idealerweise in Form von Fertigarzneimitteln.

Johanniskraut
Hypericum perforatum

Johanniskraut ist bekannt dafür, Stimmungsschwankungen und depressive Symptome in den Wechseljahren zu lindern. Es hilft, das Gleichgewicht der Botenstoffe im Körper wiederherzustellen, und sorgt für ein besseres emotionales Wohlbefinden. Bereits im Mittelalter war die stimmungsaufhellende Wirkung des Krauts bekannt. Besonders wirksam bei Wechseljahresbeschwerden sind Johanniskraut und Traubensilberkerze kombiniert, und zwar in Form von Tabletten oder Kapseln. Ein Tee sollte mit je 1–2 TL Johanniskraut auf 200 ml Wasser zubereitet werden. Bei der Einnahme von Johanniskraut bitte mögliche Wechselwirkungen mit anderen Medikamenten beachten – am besten vorher mit Arzt oder Ärztin oder in der Apotheke besprechen.

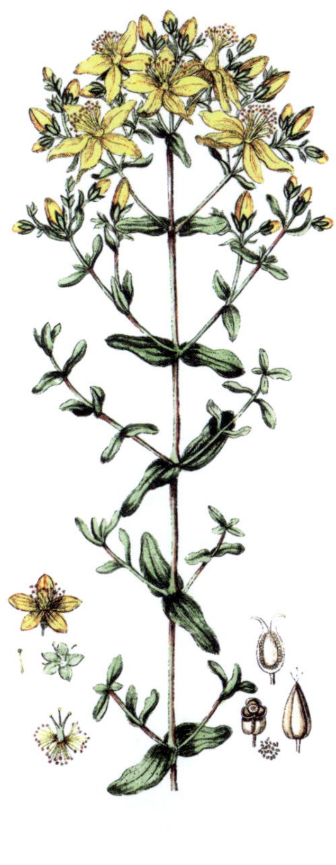

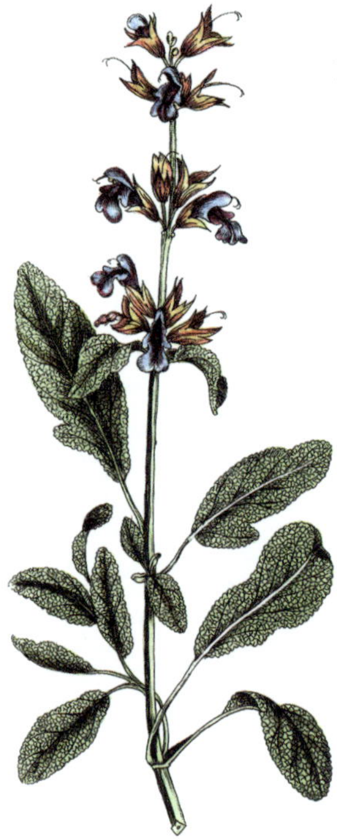

Salbei
Salvia officinalis

Salbei gehört seit jeher zu den wichtigsten Heilpflanzen Europas. Schon der Name, abgeleitet vom lateinischen *salvus* (gesund, gerettet), zeigt, wie sehr man Salbei in der Antike schätzte. Besonders wirksam ist Salbei auch bei Schweißausbrüchen, weshalb er Frauen in den Wechseljahren empfohlen wird. Eine klinische Studie zeigte beispielsweise, dass Salbei nach mehrwöchiger Einnahme Hitzewallungen um 64 Prozent reduzieren kann. Zu beachten ist allerdings: Das ätherische Öl von Salbei enthält Thujon, das in hohen Mengen (mehr als 15 g Salbeiblätter täglich) zu Nebenwirkungen wie Hitzegefühl, Herzrasen und Schwindel führen kann. Als unbedenklich gelten Tagesdosierungen von unter 4 g Salbeiblättern sowie die Anwendung als Spülung oder Gurgellösung. Für eine langfristige Anwendung gibt es inzwischen thujonfreie Salbeiextrakte.

Rotklee
Trifolium pratense

Isoflavone nennt man die pflanzlichen Verbindungen, die in Rotklee, aber auch in Soja enthalten sind und dem Körper helfen, die Wechseljahre besser zu bewältigen. Sie wirken ähnlich wie das Hormon Östrogen und können Hitzewallungen und Nachtschweiß lindern, wie Studien bestätigen. Außer der Linderung von Wechseljahresbeschwerden haben Isoflavone auch positive präventive Effekte auf das Herz-Kreislauf-System und die Knochengesundheit. Deshalb wird empfohlen, täglich 30–80 mg Isoflavone zu sich zu nehmen. Dies kann über Extrakte in Form von Kapseln oder Tabletten geschehen. Den Effekt von Rotklee unterstützt eine ausgewogene Ernährung mit Leinsamen, Soja- und Vollkornprodukten.

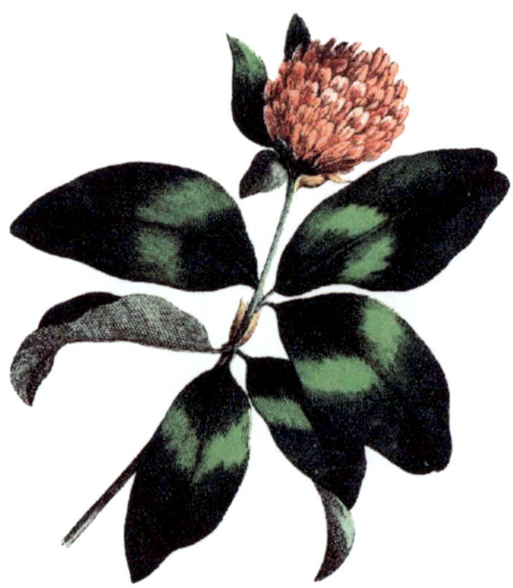

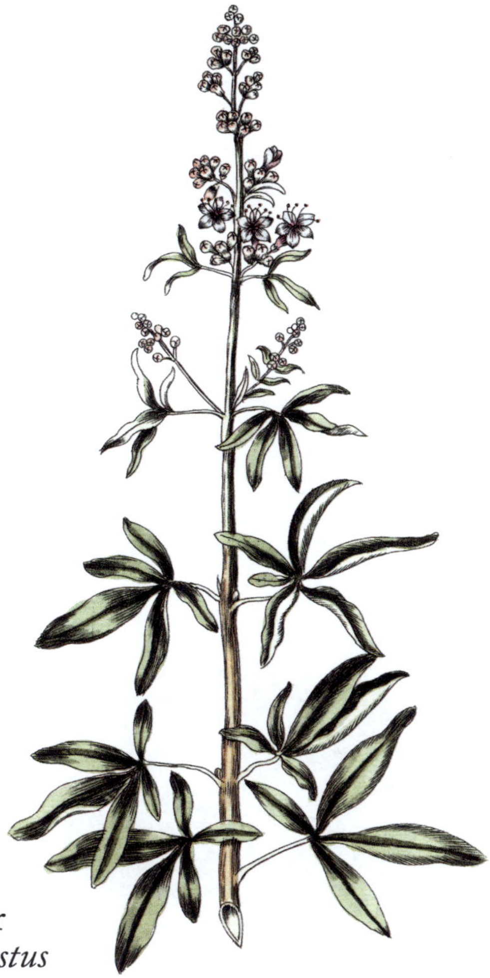

Mönchspfeffer

Vitex agnus-castus

Es waren griechische Ärzte in der Antike, die herausfanden, dass sich die Früchte und Blätter des Mönchspfeffers zur Behandlung von Menstruationsbeschwerden eignen. Im Mittelalter kamen die scharf schmeckenden Früchte dann als Gewürz in Klöstern zur Anwendung, um die geforderte Enthaltsamkeit durch die ihnen nachgesagte anaphrodisierende Wirkung zu unterstützen. Daher stammen die deutschen Namen Mönchspfeffer und Keuschlamm. Die Früchte des Mönchspfeffers enthalten wertvolle Iridoide, Flavonoide und ätherisches Öl. Neueste Untersuchungen zeigen: Diese Inhaltsstoffe vermindern die Sekretion von Prolaktin – einem Hormon, das unter anderem für das Gleichgewicht im Menstruationszyklus verantwortlich ist. Wissenschaftliche Studien belegen zudem, dass Mönchspfeffer auch bei Wechseljahresbeschwerden hilft. Frauen, die Mönchspfeffer-Extrakte einnahmen, berichteten von reduzierter Ängstlichkeit und weniger Hitzewallungen. Mönchspfeffer eignet sich wegen der niedrigen Dosierung und der teilweise nicht wasserlöslichen Inhaltsstoffe nicht als Tee. Für eine optimale Wirkung sollte Mönchspfeffer in Form von Trocken- oder Flüssigextrakten, beispielsweise als Tabletten oder Tinkturen, mindestens drei Monate lang eingenommen werden.

Frauenmantel
Alchemilla xanthochlora

In der alpinen Volksheilkunde hat Frauenmantel seit langem einen hohen Stellenwert. Diese Heilpflanze ist besonders bekannt für ihre Anwendung bei Frauenkrankheiten, was auch die volkstümlichen Namen wie Frauenhilf und Aller Frauen Heil verdeutlichen. Frauenmanteltee wird vor allem bei zu starker Menstruationsblutung und Wechseljahresbeschwerden eingesetzt.

Für eine optimale Wirkung sorgen täglich 2 Tassen Tee mit 2–4 g des getrockneten Krauts. Frauenmantel eignet sich auch hervorragend für Sitzbäder bei krampfartigen Unterleibsbeschwerden. Zu diesem Zweck 2 EL des getrockneten Krauts mit 200 ml heißem Wasser übergießen, 5 Minuten ziehen lassen und den Aufguss dem Sitzbadewasser hinzufügen.

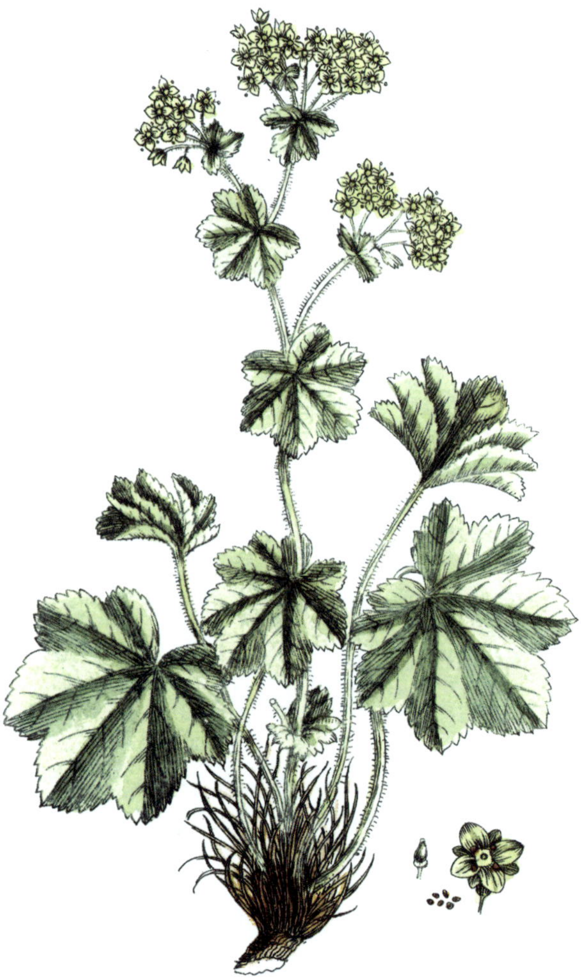

Rezept

Ausgleichender Frauentee

Zutaten

40 g Schafgarbenkraut
30 g Melissenblätter
20 g Johanniskraut
10 g Rosenblüten

Zubereitung

Die grob zerkleinerten Pflanzen in eine Schüssel geben und gut durchmischen. Die Teemischung in lichtundurchlässige Teesäckchen oder in eine Teedose abfüllen. Pro Tasse 1 EL der Teemischung 5 Minuten lang ziehen lassen. Bei Beschwerden täglich 1- bis 3-mal täglich 1 Tasse Tee trinken.

Tinktur bei Wechseljahresbeschwerden

Zutaten

5 g Frauenmantelkraut
3 g Schafgarbenkraut
3 g Johanniskraut
100 ml Alkohol (40 Vol.-%)

Zubereitung

Im Alkohol ansetzen, 2 Wochen stehen lassen, abfiltrieren und dann 2-mal täglich 20 Tropfen einnehmen. Nicht für alkoholkranke Personen geeignet. Während sich der Frauentee auch für eine regelmäßige Anwendung eignet, sollte die Tinktur aufgrund des Alkoholgehalts nur kurzfristig angewandt werden.

Stichwortverzeichnis

A

B

D

E

F

G

H

I

J

K

L

T

V

W

Z

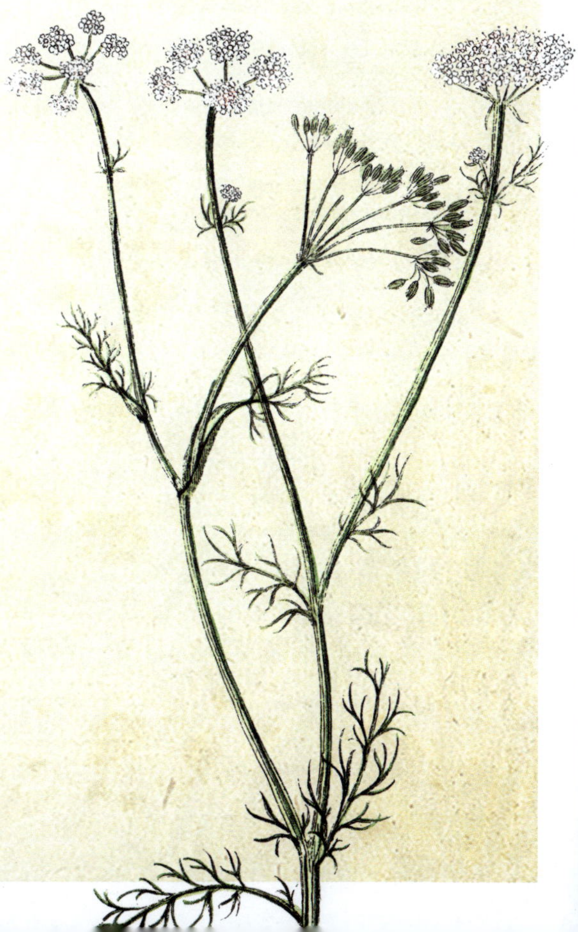

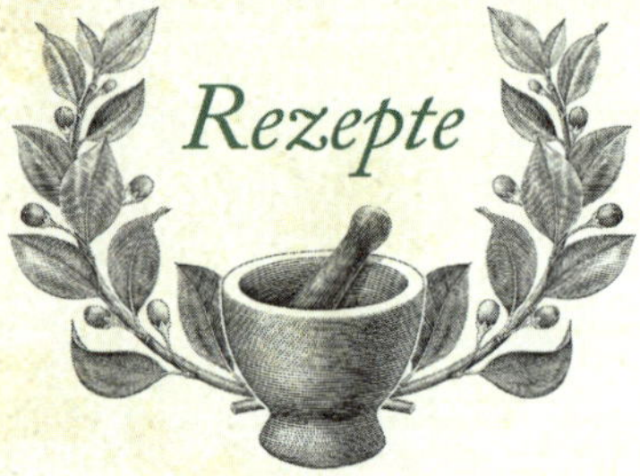

Rezepte

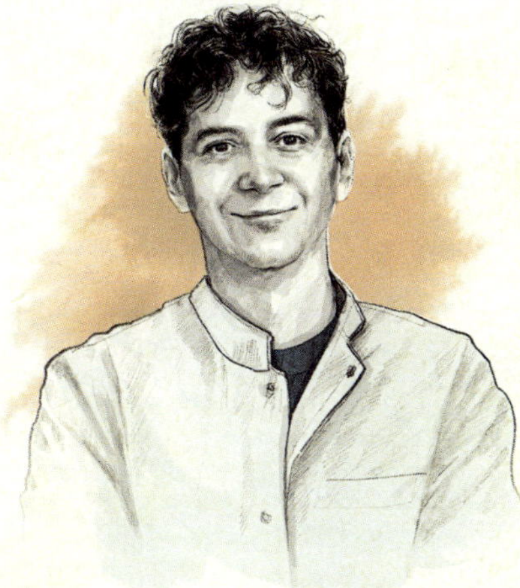

Mag. pharm. Arnold Achmüller ist Pharmazeut und Apotheker in Wien. Der Experte für Phytotherapie und europäische Volksmedizin hat mehrere Bücher veröffentlicht, hält Vorträge, leitet Exkursionen und schreibt Fachartikel zum Thema Pflanzenheilkunde. Unter dem Label »Kraut und Wurzel« entwickelt er hochwertige Heilpflanzenprodukte und vermittelt praxisnahes Wissen zu Gesundheitsprävention und Pflanzenheilkunde.

Darüber hinaus führt er regelmäßig Besucherinnen und Besucher durch den historischen Arzneikeller der im Jahr 1857 gegründeten Schutzengel Apotheke im vierten Wiener Gemeindebezirk und macht dort die Geschichte der Heilpflanzenkunde lebendig erfahrbar.

In seinem Studio bietet er ein breites Spektrum an Workshops, Kursen und Ausbildungen rund um Kräuterheilkunde und traditionelle Zubereitungsformen an – für Interessierte und Fachleute gleichermaßen. Informationen und Buchungsmöglichkeiten: *krautundwurzel.com*

IMPRESSUM

FSC
www.fsc.org
MIX
Papier aus verantwortungsvollen Quellen
FSC® C014138

Sämtliche Angaben in diesem Werk erfolgen trotz sorgfältiger Bearbeitung ohne Gewähr. Eine Haftung des Autors beziehungsweise des Herausgebers und des Verlages ist ausgeschlossen. Sämtliche Informationen stellen keine medizinische oder ärztliche Beratung dar. Bitte beachten Sie die allgemeinen Dosierungsempfehlungen, und konsultieren Sie insbesondere bei Beschwerden und Vorerkrankungen Ihren Arzt oder Ihre Ärztin.
Heilkräuter in geprüfter Qualität bekommen Sie in Ihrer Apotheke. Selber in der Natur sammeln sollten Sie diese nur, wenn ausreichend botanische Vorkenntnisse vorhanden sind und die Pflanzen zuverlässig erkannt werden können.

1. Auflage

Gesetzt aus der Adobe Caslon Pro, Zwo Pro

Medieninhaber, Verleger und Herausgeber:
Red Bull Media House GmbH
Oberst-Lepperdinger-Straße 11–15
5071 Wals bei Salzburg, Österreich
info@at.redbullmediahouse.com

Umschlaggestaltung, Layout & Satz: Isabel Neudhart-Haitzinger, Lisa Jeschko
Autorenillustration: Claudia Meitert / carolineseidler.com
Textredaktion: Verena Randolf
Lektorat: Mareike Steger
Korrektorat: Hans Fleißner, Monika Hasleder
Lithografie: Nenad Isailovic
Illustrationen Cover und Innenteil: Andreas Posselt,
außer Symbol auf Rezeptseiten (Mörser): channarongsds – stock.adobe.com
Pflanzenillustrationen im Innenteil: Bildagentur-o – stock.adobe.com, **außer:** bauhaus1000 – istockphoto.com S. 19; Pixaterra – stock.adobe.com S. 19, 55, 85, 177; arxichtu4ki – stock.adobe.com S. 20; SashaKondr S. 20, 34; Xavier – stock.adobe.com S. 20, 34; The Naturalist – istockphoto.com S. 27; ruskpp – stock.adobe.com S. 29, 34, 55, 61, 68, 76, 84, 163, 171, 182; David Costa Art – stock.adobe.com S. 41; depiano – stock.adobe.com S. 41, 151; Hein Nouwens – istockphoto.com S. 47; Basicmoments – stock.adobe.com S. 48, 83, 89; Alanovsky – stock.adobe.com S. 61; sketched-graphics – stock.adobe.com S. 75; Anastasia_Nio – istockphoto.com S. 97; Anna Repp – stock.adobe.com S. 97, 137; marina – stock.adobe.com S. 98; Ekaterina Lanbina – stock.adobe.com S. 112; Julia Zott S. 114; inna72 – stock.adobe.com S. 149; Ekaterina Romenskaia – stock.adobe.com S. 169; Kseniya – stock.adobe.com S. 170; Thepalmer – istockphoto.com S. 175; Tatyana Lyubymova – stock.adobe.com S. 181

Gedruckt bei Finidr in Tschechien
ISBN: 978-3-7104-0409-2